ASAHI SENSHO

朝日選書 955

ルポ　希望の人びと

ここまできた認知症の当事者発信

生井久美子

JN152937

朝日新聞出版

ルポ　希望の人びと　ここまできた認知症の当事者発信・目次

図表作成　ほおずき

ルポ　希望の人びと

ここまできた認知症の当事者発信

生井久美子

年齢、肩書は取材当時のものです。写真は出典明記のないものはすべて朝日新聞社提供。

またネットのＵＲＬは一定時間後、アクセスしても読めないことがあります。

はじめに

認知症、アルツハイマー。

つい10年ほど前までは「痴呆」と呼ばれ、

「何もわからなくなる」

「なったら人生の終わりだ」

「暴力、徘徊、妄想で、家族が崩壊する」……こんなふうにいわれてきた。

だが近年、本人が思いを語り始め、２０１４年10月には日本で初めて、認知症の本人たちによる当事者団体「日本認知症ワーキンググループ」（ＪＤＷＧ）が生まれ、首相や厚生労働大臣とも面談、政策の提言をするようにもなった。

認知症は政府の予測を遥かに上回り、予備群も入れると８００万人をこえ、65歳以上の４人に１人だ。85～90歳では半数近い。夫婦とも平均寿命まで生きると、どちらかが認知症になる計算だ。

私たちは認知症に向かって生きているといってもいい。

「認知症になると不便だけれど、不幸ではありません」

桜が風に舞い始めた16年4月9日、東京・お茶の水のシンポジウム会場。壇上で日本認知症ワーキンググループ共同代表の佐藤雅彦さん（61）が、ちょっとハスキーな声で語り始めた。

51歳のときアルツハイマー型認知症と診断された。もう10年になる。診断後は茫然自失、死も思ったが、聖書の「わたしの目には、あなたは高価で尊い」という言葉で立ち直ったという。以後、講演活動を続ける。

「漢字は『野菜』という字も書けないので苦労していますが、iPadを使って記録しています。もの忘れが多くて、今日も、携帯電話も、話す原稿も、忘れてきました。今日はノー原稿でいきます」

ノー原稿？　脳原稿？　ユーモアに会場がふっとゆるんで、笑いと拍手が広がる。

移動するときは、インターネットの「駅探《えきたん》」で到着時刻を調べて、携帯のアラームがなるようにする。予定を忘れないように、グーグルカレンダーにスケジュールを入れて管理する。インシュリンを打ち忘れないように、針を「お薬カレンダー」に入れ、テーブルには「インシュリンを打ちましたか」と書いたラベルを張る……と、暮らしの工夫を紹介した。

「前は、そんなに工夫できるなら認知症ではないと言われて。でも認知症です」

自作の〈認知症の私からあなたへの50のメッセージ〉から抜粋して語る。

「認知症になっても人生をあきらめない。できなくなることも多いが、できることもたくさんある。認知症になって新たに覚えたことがたくさんあると伝えたい。今日が生かされている最後の日だと思い、感謝して過ごすこと……」

どれも自分に言い聞かせているようにも響く。

認知症を疑われてうちのめされ、専門医2人に再検査をうけるなど、いくつもの試練をへて今がある。

笑顔はどこか絵本の「ピーターラビット」に似ている。

「私の使命は、認知症になって希望を失っている人に、希望を届けることです」

そしてシンポジウムに出席する2時間が集中力の限界だと、春の街を家路についた。

日本の認知症の当事者発信はどのように広がってきたのか。

04年、京都市で開かれた国際アルツハイマー病協会（本部・ロンドン）国際会議に、クリスティーン・ブライデンさんたち認知症の当事者が参加した前後から、日本の当事者も公の場で発言を始め、政府が「痴呆」という呼び方を「認知症」に改めるなど、動き始めた。

1994年2月、雪深い秋田の「痴呆病棟」で、付き添いさんといっしょに病室の床にふとんを敷いて、寝泊まりしながら介護の取材を始めた私にとっては、夢のようだ。

04年前後から現在まで、認知症の本人がどのようにして「当事者」として発信できるようになってきたのか。本書では最先端の現状と、これまでの歩みを伝えたい。

有吉佐和子の『恍惚の人』がベストセラーになったのは72年。以来、認知症は主に家族や医療・介護する側の視点で捉えられてきた。「本人」の視点に立つと何が見えるのか。その世界に分け入ってゆきたい。

認知症とともにいまを生きる人たちの言葉は、読んでくださる方の胸にきっと響くに違いない、と信じている。私たちはみな、一度限りのいまを生きているのだから。


17年4月には、13年ぶりに京都市で国際アルツハイマー病協会の国際会議が開かれ、日本の当事者も初めてその組織委員会に参画し、海外の当事者と連携して発信することをめざしている。時代はさらに動き出している。佐藤雅彦さんもこの会議で発表するのが目標だ。

今年はアルツハイマー博士が、初めての症例「アウグステ・D」という51歳の女性について学会で報告をして111年にあたる。

アウグステは何を言いたかったのか。いま、日本で語る人たちの言葉は、国境を越えて、すでに語れなくなった人や旅立った人々、いま、そのただ中にある人たちの代弁でもある。

1章

「私はアルツハイマーです」語り始めた人たち

1　話せるうちに、社会に発信

蟬しぐれのなかだった。

茨城県取手市の住宅街。日ざしがヒリヒリと突き刺さるような昼下がり、門柱のベルを押すと、玄関から年配の女性がにこやかに現れ、階段をトントンと降りて門をあけてくれた。

「わたくしのために、いらしてくださった方?」

2004年夏、秋山節子さん(71)との初めての出会いだった。

アルツハイマー病と診断された節子さんの取材を、夫の好胤《よしたね》さん(75)を通してお願いしたら、快く引き受けてくださった。

テキパキとした受け答え、ハリのある声。アルツハイマー病と診断された人ときいていなければ、そうとはわからない。

庭に面したサンルームに案内された。節子さんが席をはずすと、好胤さんがほほえんで言った。

「ふつうでしょ？　新しい情報をインプットできないだけでね、いまは。でも、今日のことは忘れてしまうと思いますよ」

不思議な感じがした。節子さんが冷たいおしぼりとお茶、メロンを出してくださった。名刺を差し出すと、

「まあ、きれいなお名前ね。久美子さん。久しく美しい子ですね、私なんか、節子。3月生まれだから、おひなさまのようにとね……。でも、母がある日、『やっぱりウソはだめね』って申しましてね。何のことかと思ったら、『実は3月2日生まれなのに節句で節子といってもね』って。節句は3日だから。でもそんなぁ、だれの子なのよ。きれいな子に生まれるわけないじゃないのってね」

好胤さんが横で笑い出した。

「義母が、『節子はよくしゃべるから相手をしてやってください』って言ってましたね」

そのユーモアに私までいっしょに笑ってしまった。いまも忘れられない。節子さんとの出会いの午後だった。

■話せるうちにぜひ、きいてもらいたい

「わたくしの病名は、アルツハイマーでございます」

サンルームでインタビューをすすめると、節子さんは落ち着いて話し始めた。

節子さんはそのころ、介護や医療関係者の間では、ちょっとした有名人だった。前年の03年9月、日本で病名を初めて明かして体験を話し、「初めて公の場で語った勇気の人」と注目されたからだ。筑波国際会議場のホールで、８００人の聴衆が聴き入った、世界アルツハイマーデー（９月21日）を記念した集いでのことだった。実名だった。

異変に気づいたときの不安、病名を知らされたときのショック、新薬開発や早期発見への願い……。会議場ホールでの話は15分におよんだ。

きっかけは、この集いを企画した地元の「呆け老人をかかえる家族の会」からの誘いだった。主治医で筑波大学教授の朝田隆さん（49）は会の顧問でもあり、「この病気には偏見がある。本人の話をきけば、その苦しみや実態がわかってもらえる」と勧められた。節子さんは迷わなかった。

「これはチャンス。患者は本心を言いたくてもなかなか言えない。話せるうちに、ぜひ、きいてもらいたい」

夫はそんな妻に驚いた。

「元来ほがらかでおしゃべり。でも、世間体を気にする方なので、まさか」

節子さんは「アルツハイマーも、がんと同じ病気なんだから、恥ずかしいことでもなんでもない」と引き受けた。

■私はどこへ？

「あれは、大変な恐怖でございました」

初めて異変に気づいた日のことを振り返る。

４年前の00年、常磐線の車中で、自分がどこへ行こうとしているのかわからなくなった。

「あれ、どうしてここに。私、どこへ行こうとしてるんだっけ」

「頭が真っ白になって。切符を見ればいいのに、思いつかない」

しばらくして、ふっと娘のところへ行くんだと思い出した。何とか娘の家にたどり着いたが、心配させたくなくて、娘には言わずに帰った。

少し前から、料理の種類が減ったり、２階に上がって何を取りにきたのか忘れたりすることが増えた。人の名前や物の置き場所が思い出せないこともあった。でも、年のせいだと思っていた。だが、今回ばかりはようすが違う。

おかしいと思って病院の精神科へ行くと、検査の後、「大したことはない」と医師が言った。病名は言わず、薬を処方された。「アリセプト」。あとでアルツハイマー病の薬だと知った。アルツハイマーを治す薬ではないが、初期に服用すると、進行を遅らせるといわれていた薬だった。

悶々とした日が続いた。01年秋、夫が筑波大学病院に「もの忘れ外来」ができたことを新聞で知り、夫婦で訪ねた。新聞記事には、「18年にわたりアルツハイマー病を専門に研究してきた朝田教授のグループが診療する」と書いてあった。「もの忘れ外来」は、もの忘れが気になる人が病院の何科へ行けばいいのか迷ったり、精神科に抵抗のある人も行きやすいようにと考えて名づけられ、専門の医師がみる。

ここで、認知・心理テストや、血流や脳の検査などをへて、朝田教授にアルツハイマー病と診断された。

■夫を責めた日も

「びっくりしましたよ、まさか自分が。はっきり、あっさり言われましたもんね。アルツハイマーですって」

「事実を知ってよかった」と思った半面、ショックと恐怖で家までどう帰ったか覚えていない。何もする気になれず、口もききたくない。食べられない。外へ出たくない。眠れない日が続いた。

92歳で亡くなった祖母の姿を思い出した。厳格だった人が腰巻きを脱ぎ捨てて走るのを必死で追った。

「あんな醜態をさらしたら」

「なぜ、私が」

原因を繰り返し考えた。

田舎から東京へ嫁いだ苦労、義母に気をつかい、いつも一歩控える辛抱の日々を思い返した。夫は夜中まで仕事から戻らず、深夜、団地で不安な夜を過ごしたこと、一人娘を結婚させた後悔、遺産相続のゴタゴタ……。

「あなたのせいよっ」と夫を責めた夜もあった。

■自分だけじゃない

転機は翌年。

主治医の朝田さんのすすめで、02年からリハビリのアートセラピーに週1度、夫と通うようになってずいぶん明るくなった。

アートセラピーは、芸術の勉強をした専門家が指導する。画材も本格的だ。大人が十分楽しめるように、水彩画、陶芸、彫金、仮面づくり、粘土……とさまざまな作品をつくる。

「ハワイの空気を絵に」「雲の流れを音楽に」——想像力や感触をアート作品にするリハビリが週2時間。10人の患者とその家族が参加する。指導者の絶妙なリードで作品づくりに集中し、笑い転げ、仲間と楽しい時間を過ごす。

「自分だけじゃない」と励まされた。

恐怖、不安、家族への気づかいを他の人も同じように感じていると知った。家族同士もうち解け、悩みを相談して助け合う。旅に出かける仲にもなった。家族の心の安定が、患者である本人との関係をより豊かなものに変えていった。

■夫との今を大切に／病気はしょうがない

それでも、恐怖は消えない。

節子さんは、定期的に記憶テストを受けている。その結果や趣味の俳句をつくっていても、病気の進行が自分でわかるという。

「それは落ち込む落ち込む、不安で、怖いです。この病気が恐ろしいのは、自分が壊れていくのがわかることですね。考えられるから、よけい苦しむ」

そんなときは、孫や娘のことを考えたり、一心に庭の草取りをしたり。死ねば、祖母や母、先に旅立った家族に会えるんだわと、考える。アルツハイマーという病気はつらいけれど、昭和ひとケタ生まれで戦災にもあわず、家族も戦死せず、幸運だった、と人生を思い起こす。女学校の友人は、

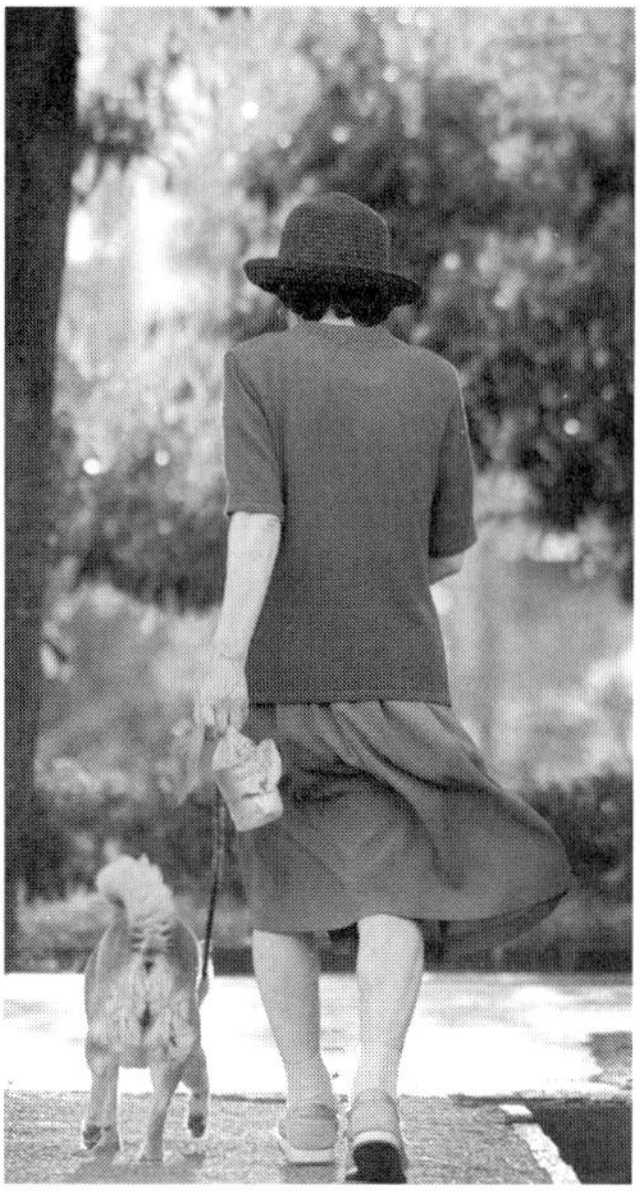

自宅近くの公園を老犬ハッピーと散歩する秋山節子さん。連載「私はアルツハイマーです／語りはじめた人たち㊤」で掲載(朝日新聞東京本社04年8月1日朝刊生活面)。03年9月の茨城での講演は実名だったが、記事は全国版なので、ご家族の意向で仮名に。写真も後ろ姿だった（本書は実名）。主見出しは「痴呆の思い　社会に発信」。「認知症」に名称変更になったのはこの年の12月で、時代を感じる。

もう何人もがんで亡くなっている……でも、私は生きている。

「前より考え込まなくなりました。気持ちは変わるんですね。今は、生きられるところまで生きればいいいと思っています」

日常生活では、まだ料理や身の回りのことはできる。だが、新しい洗濯機の使い方は覚えられない。直前にした犬の散歩や食べたばかりの昼食、来客の時間など、もの忘れは進み、「夫を記憶係」にして代わりに覚えてもらっている。

「これまでは私が家をまもってきて、今度は私をまもってね」

いろんな葛藤があったが、「過去を思わず、先を心配せず。夫との今を大切にしたい」と言う。今の心配は夫より先に死ぬこと。

「料理ができないので、一人残してはいけない。人間って、おろかですね。今になって遅いですけど、夫婦って一対なんだって思います。過去を思わず、先を心配せず。夫との今を大切にしたい」

朝田教授は「公に語ることが、節子さんのエネルギーになっている」と言う。

「アルツハイマーというと、徘徊や人格破壊を想像する人もいますが、軽度だと新しい記憶が入らないだけで、ほとんど生活に支障がない人もいます。節子さんは進行がきわめて遅い。人格や、これまでの人生の過ごし方によるものだと思いますが、ご本人の『人間力』を感じます」

親類や友人、ご近所にも「私、アルツハイマーなの」と隠していない。夫の94歳の母親にも「アルツハイマーなの」と、さらっと言って驚かせた。節子さんは求められれば、また公の場で話そうと思っている。「わたくしでお役に立つのであれば」と。

老犬のハッピーといっしょに散歩に出た。ハッピーは片方の目が見えないが、うれしそうに、シッポをルンルンふっている。帽子をかぶった節子さんの紺色のフレアスカートがゆれる。軽やかな足取り。私は日傘をさしてお伴した。

なぜそんなに明るくいられるのですか。節子さんに尋ねた。

「病気はしょうがない。そう、思わないと、しょうがないでしょ」

節子さんはほほえんだ。あきらめというより、不思議に励まされる響きだった。しょうがない……。この本当の意味に私が気づくのは、ずっとのちのことだった。

2 「痴呆と呼ばれるの、いやや」

「痴呆と呼ばれるのはいややね。何もわからん人間みたいで。思いもあり、ふつうの人と同じ、生きる権利もあるのに……。『アルツハイマー』の方が、病名で、病気ってわかるから、まだましやね」

02年の秋、アルツハイマー病と診断された忠さん（仮名 58）は、その年の暮れに退職し、京都市の自宅で妻の愛さん（仮名　58）、長女の幸子さん（仮名　24）と暮らしていた。（私が訪ねた04年当時、認知症はまだ名称変更前で、「痴呆」と呼ばれていた。）

テレビや新聞でよく見聞きするようになっていた言葉について、はっきりと言った。

「字がようないわね。だれが考えはったんやろ」

福祉施設のボイラーマンだった忠さんは01年の夏ごろ、突然、書類が書けなくなった。字が思い出せず、家で愛さんに代筆してもらった。「駐車禁止」を「駐車林止」と張り紙したこともある。Vネックのチョッキを後ろ前に着ても気づかないこともあった。

心療内科へ行くと、「うつ病」と診断され、薬を処方された。その副作用で頻脈《ひんみゃく》になったため服用をやめる。内科医院で不整脈の薬を処方されるが、よくならないので、地域の総合病院へ行った。MRIをとると、医師は「海馬に萎縮がみられる」と告げ、専門の神経内科で、アルツハイマーと診断された。

忠さんが当時を思い出して語る。

「海馬がやせてるって言われてね。『海馬って何ですか？』って聞いたら、海馬いうのは記憶の装置で、それがだんだん縮んでるらしい、と先生が説明したんですわ。うつ病なら治る道もあるけれど、この病気は治療法がない。どないもならん。悲しい病気やなあ」

自宅に戻ってすぐ調べた。愛さんは「帰ってくるなり、アルツハイマーって言われたって言いましてね。隠すとかこちらが考える間もなく先生が言ってしまった」。

原因をあれこれ考えた。

ボイラーの仕事で使う薬品のせいか、98年に親知らずを2本抜いたせいか、子ども時代に一酸化中毒になったからか、いじめの影響か？　ことあるごとに医師に尋ねたが、「そんなことは関係ないやろ」と言われた、という。

今は、朝起きたときから寝るまで、家族の介助や見守りが必要だ。洋服をどうやって着たらいいかわからない。トイレに行くのにズボンもシャツも脱ごうとする。風呂あがりに何をどう着たらいいのか混乱する。前後ろをまちがえて、脱いで、また着る。やっぱり逆でまた脱ぐ。言葉が出てこなくて、「何でこんな病気になったんや、コンチクショウ……」といいながら自分の頭をたたくこともある。「人間であって人間でないような……。わしみたいなもん、生きてても死んでるようなもんや」。ふとんに入ると切なくなる。これから自分がどうなるのか不安だった。

■今が、人生で一番幸せやな

だがその一方で、仕事から解放された今が「人生で一番幸せ」とも思う。

ボイラーマン時代は、電気・ガス・冷暖房など調子が悪いと夜中でも呼び出され、24時間働いているようだった。

「今は自由や」

私が「今までの人生でいつが一番幸せでしたか？」と尋ねたとき、忠さんは笑いながらこう話した。

「アルツハイマーと診断されてえた時間、今が、人生で一番幸せやなぁ」

まじめで、完璧主義の忠さんにとって今は、解放された時間なのだと思った。

退職後は、夫婦そろって散歩し、自転車でよく遠出もした。二条城、仁和寺、嵯峨野、京の町を楽しんだ。

病気前より、朗らかになり、よく冗談を言うようになった。

「夕刊取ってきて」と愛さんにいわれ、

「勇敢な人が届けたんかな」

だじゃれの応酬で、食卓に笑いがおきる。「お父さんが病気になって家族の結束が強まった」と、幸子さんは話す。

■権利、人権もあるし

「アルツハイマーでも、ふつうの人と同じように、人権もあるし、思いがある」

忠さんは、話のなかで何度か「権利」「人権」を口にした。アルツハイマーと診断された本人からこの言葉を聞いたのは初めてで、新鮮だった。

忠さんが京都大学に入学したころ、学生運動が激しかった。そのころから反戦・平和運動に関心をもち、障害者やホームレスなど社会的にもっとも弱い立場の人たちへの支援を続けてきた。家族もそれを応援してきた。「権利」「人権」という言葉は、生活のなかにあった。生活そのものでもあった。

デイサービスに通うことを勧められることもあるが、行きたくない。高齢者ばかりだし、以前参加したリハビリの会でボランティアの態度にいやな思いをしたからだ。

「なんか、やってやってるっていう感じでね。それがいややった」。だが、その思いは遠慮して言えなかった。

「言いたいこと言えたらいいけど、健康でふつうに働いてても、権利を主張するのは難しいのに、まして、病気の人はね」。家族にそう言われて、忠さんは「そやなあ」とうなずいた。

愛さんと忠さんは高校の同級生。一年生のとき、忠さんは、物理のテストで一番になった。その答案を返されるとき、はにかんだ姿を愛さんは今も覚えている。

■妻からの手紙

取材後、ほどなくして愛さんから手紙が届いた。ご了解をえて紹介する。

夫は常に、社会の底辺に生きる弱者の立場に立って生きてきた人です。たいしたことはできませんでしたが、そういう生き方をみてきたからこそ、夫に支えが必要となったとき、子どもも私も何をおいても支えていこうと思いました。

私は最後まで夫の杖になって生きるつもりです。必要に迫られれば公的な支援も受ける日もくるかと思います。でも今はまだ、毎日いっしょにいたいと思っています。

02年10月にアルツハイマーと診断されてからの日記を読み返しながら、夫の思いを少しでも伝えられればと思います。

告知を受けても、アルツハイマーがどんな病気なのかよく理解していなかったせいか、さほどショックを受けた様子はなく、職場でもアルツハイマー病になったとみんなに話していました。

退職後03年1月からは毎日が日曜日で、人生で一番楽しいときだと家事を手伝ってくれたり散歩をしたりして過ごしました。

私が母の介護をして腰を痛めたりすると、よくマッサージをしてくれました。

掃除機をかけたり、風呂掃除をしたり、洗濯物を干したり、取り入れたり、少しでも私を助けようと、一生懸命でした。ちょうど、小学一、二年生のお手伝いのようです。母の介護も、車いすに移したり、吸引の方法を覚えようとしましたが、さすがに、新しいことは覚えられず断念。話し相手になってくれたり、足をマッサージしてあげたりできることをしてくれました。

時間があればできるだけいっしょに散歩しました、母は寝たきりでしたので、一時間くらいは一人で待っていてくれましたので。03年5月、「呆け老人をかかえる家族の会」の交流会に初めて参加しました。夫と娘と私の三人である先生の個人相談を受け、薬は、飲んでも進行を止めることはできないといわれたことに夫はショックをうけたようです。

今が一番楽しいと言いながら、やはり家族会の機関誌や新聞記事を読んで、「なんで、こんな病気になったんだろう。生きていても死んでいるようなものだ。死んだ方がましだ」と毎日のように同じことを言うようになりました。私は根気よく、つきあいました。正直なところ、何度か夫の気持ちにそえない言い方をして悲しませ、「この病気はなったものしかわからない。ボクは毎晩泣いてるんだ」と言ったことがありました。

そして、私自身も何度夜中に枕をぬらしたかしれません。この病のつらさはなった者にしかわからない。そして家族のつらさは、家族にしかわからない。泣き笑いという言葉がありますが、私は何度も笑い泣きをしました。おかしいことがいっぱいおこるのです。そのときはおかしくて笑うのです。でも、その後泣けるのです。

先日こられたとき、夫は今が一番幸せだと言いました。娘も私もうれしかったです、死にたいと口ぐせのように言っているのは本心じゃないと思いました。夫が少しでも楽しく生活できるように、夫の希望にそうような生活をしていきたいと思います。

今のところ私自身も楽しく、幸せだと思えます。

アルツハイマーの夫をもって大変だなあと言ってくれた友人に、けっこう楽しく生活してるよと言って、まさか、と言われました。これから先私たちはどうなるのでしょうか。私もペースメーカーを九年前に入れて、一日三回薬を飲まないといけない身体です。どうか夫より先に私を死なせないでくださいと神様にお願いしています。この前、山添さん（家族の会）が来てくださった（取材に同席）ことで、夫はこんなことを言いました。えらい人やなあ、ボランティアって言ったら一円のお金にもならないのに、神様みたいな人や。神も仏もお辞儀しよるわ、ですって。

洗面所で娘が「虫が出た」と叫びました。

夫「ムシムシするからなぁ」と言って、小さな虫を殺しました。

娘「お父さん、殺生した」

夫「摂政、関白、太政大臣」


私たちはこんなことで笑い合ってくらしています。きりがありませんので、今回はこのくらいにします。また、おいで下さい。

メモ　①各国で元大統領など病の公表②名称変更③予測をこえて④若年の認知症

◆元大統領・俳優……各国で病の公表
認知症の本人の発言が世界的に注目されたのは、94年のレーガン元米大統領のアルツハイマー病の公表だ。国民への自筆の書簡のなかで、「病気を公開し、この問題を共有したい」と訴えた。02年には、俳優のチャールトン・ヘストンさんも続いた。

03年には、オーストラリアのクリスティーン・ブライデンさんが、本人として初めて、国際アルツハイマー病協会（ADI Alzheimer's Disease International 本部・ロンドン）の理事になった。

長谷川和夫・聖マリアンナ医科大理事長は「本人は何もわからず幸せだが家族や周囲が大変だ、と思われてきたが、この認識はひっくり返された。不安や悩み、どのようなケアを求めているかを当事者が語ることは、病名をあかすことに抵抗がある日本では特に、意義が大きい」と話す。

英国のサッチャー元首相も認知症だった。政治家への道と認知症についても映画「マーガレット・サッチャー　鉄の女の涙」で描いた。メリル・ストリープがサッチャーを演じて、世界的な話題になり、11年、アカデミー主演女優賞を受賞した。

◆名称変更　認知症（痴呆）

成人期におきる認知障害で、日常生活に支障をきたした状態。原因疾患は約70におよぶ。脳の神経細胞が死滅しておきるアルツハイマー病がもっとも多く半数余りを占め、ほかにレビー小体型、脳血管性、前頭側頭型など。欧米などでもアルツハイマー病が過半数を占める。このため、国際的には、アルツハイマーが、認知症の総称のようにも使われる。日本の「呆け老人をかかえる家族の会」（06年に「認知症の人と家族の会」に名称変更）も国際名は、日本アルツハイマー病協会（AAJ Alzheimer's Association Japan）だ。

厚生労働省は、「痴呆」という名称について「侮辱的で不適切」などとして、新名称を考える検討会を04年6月に発足させ、04年末に「認知症」と改めた。節子さんの取材を始めたのは、委員会で検討が始まったころだった。1章〜4章の取材・新聞掲載時期はまだ「痴呆」を使っていた。なお英語では、総称としての「アルツハイマー」や「ディメンシア」と呼ばれる。

◆予測をこえて

04年に節子さんを取材した当時、日本の認知症高齢者は約160万人で、65歳以上の約7%だった。

厚労省によると、介護の必要な人の約半数に認知症の症状があり、介護保険施設の入居者の8割に達する。当時、厚労省は「団塊の世代が高齢期に入る15年には250万人、25年には約320万人に増加する」と予測し公表していた。現実は、遥かに上回っている。

13年6月1日、朝日新聞朝刊1面トップに特報「認知症高齢者462万人／厚労省研究班推計／予備群も400万人」が掲載された。12年当時の推計で、65歳以上の15％。予備群とされる「軽度認知障害」（MCI）を含むと800万人をこえ、65歳以上の4人に1人という多さだった。この研究班の代表・朝田隆・筑波大教授は1章の秋山節子さんの主治医でもある。MCIは、適切なケアが受けられないと、5年後には半数の人が認知症に進むとの報告もあり、研究班は、MCI段階からの対策の必要性を指摘している。

さらに15年、厚労省は、65歳以上の認知症の人は「10年後の25年には約700万人で5人に1人になる」（MCIを含まず）との推計を発表した。この推計は、人口に占める認知症の人の割合（有病率）の研究データなどをもとに割り出した。各年齢層の有病率が12年以降は一定と仮定した場合は675万人、上昇すると仮定した場合は730万人。700万人はこの中間の値だ。さらに、MCIを含むと1千万人をこえる。

◆若年の認知症

18歳以上64歳以下の認知症の総称。09年の厚労省研究班の報告によると、推計3万7800人。発症年齢は平均51・3歳。原因は脳こうそくや脳出血で起きる脳血管性が40％と最も多く、アルツハイマー病、頭部外傷の後遺症が続く。働き盛りでの発病が多く、経済的な打撃や子どもが学齢期など高齢期とは違う問題がある。

2章　「私は私になっていく」クリスティーンとポールを豪州に訪ねて

アルツハイマーと診断された当事者の活動が世界的に広がっている。その先頭を走るのが、1949年生まれのオーストラリアのクリスティーン・ブライデンさん（55）と、夫で自らを「ケア・パートナー」と呼ぶポールさん（58）だ。偏見に挑戦し、世界を飛び回り、2003年、本人として初めて、国際アルツハイマー病協会の理事になった。本の執筆や講演、インターネットでのネットワーク立ち上げも……なぜ、こんなことができるのか。

京都で04年10月に開かれるアルツハイマー病協会国際会議で来日・講演するのを前に、二人をオーストラリアへ訪ねた。ちょうど彼女は2冊目の本『私は私になっていく』の原稿を書きあげたばかりだった。出版と来日の最終打ち合わせのために、日本にクリスティーンさんを紹介した看護師の石橋典子さん（58）や、大学で福祉を教えている石倉康次さん（52）たちに同行した。

1　偏見に挑み、いまを生きる

■46歳まで政府高官として活躍

04年9月14日午前7時、オーストラリア第3の都市ブリスベンに着いた。日本から飛行機で赤道を越え真南へ、9時間余りの旅だ。南半球のオーストラリアは四季が反対で9月が春、晴れやかな桜が迎えてくれた。

「紅茶、ちょっと濃かったかしら」

クリスティーンが銀色のティーポットを傾けながら、尋ねた。

朝9時、白いカップに紅褐色が広がる。庭のユーカリやヤシの木がゆったりと風をうけ、鳥のさえずりが聞こえる。おだやかな朝のはじまりだ。

ブリスベンから車で1時間。大きな空と緑輝くまちで、クリスティーンは2ヘクタールの家に夫のポールと次女（23）、馬と3匹のネコと暮らしていた。

アルツハイマーと診断されたのは95年、46歳のときだった。専門医に「5年で完全にわからなくなり、その2～3年後に亡くなる」と宣告された。その通りなら、9年後のいま、もうこの世にはいない。

「でも、こうして生きてるわ」

ふっとほほえみ、「京都の国際会議では、偏見をくずす話をしますからね」と言った。

日本の節子さんやこれまでの当事者の話を紹介した朝日新聞の連載記事（04年8月1日）を見せた。記事は匿名で、写真は後ろ姿だ。ご本人は実名でかまわないとの考えだったが、家族へ配慮して写真も後ろ姿にしたのだった。

「名前や姿を隠すのは、アルツハイマーの末期の人、ケアもいき届かなくて悲痛な状況の人をイメージするからですね」と言った。

クリスティーンは今日がいつかわからない。言われなければ食事をするのも忘れる。だが、香り立つ紅茶をすすめてくれた。

いまは穏やかなクリスティーンも、診断直後は死んだ方がましだ、と打ちのめされた。

異変のきっかけは、94年からの片頭痛だった。働きすぎのせいだと思っていたら、車でいつも通い慣れた道で迷い、文章を書いていても何をいいたいのか自分でわからなくなった。

95年、診断されたときは首相・内閣省の科学技術担当第一次官補だった。科学雑誌の編集者から公務員に転職、出張先の外国で1日七つの会議をこなし、帰国してそのまま役所に出勤する。

「『白い稲妻』『人間発電機』って、呼ぶ人もいたわ」とクリスティーン。

ガラスの天井を突き抜けて昇進し、94年にはその功績から、公務員勲章も受けた。私生活では、前夫の暴力からようやく逃れ、シングルマザーとして3人の娘と静かに暮らし始めていた。

その満足すべき人生は、医師の「アルツハイマーです。ディメンシアで、治らない」という言葉で、一夜にして吹っ飛んだ。退職を勧められ、「まるで無能者扱い」。自尊心も誇りもうち砕かれ、2年間、うつ状態でひきこもった。手際よく、回転が速かった頭には霧がかかり、綿毛がささったようだった。疲れやすく、何もする気になれなかった。

「絶壁につめを立てて、へばりつくような不安と孤独に苦しめられた」

薬と信仰に救いを求めた。それでもじっとしていられず、この理不尽な体験を書き、1冊目の本『私は誰になっていくの?』にまとめることで少しずつ自分を取り戻していった。

■結婚相談所へ

「でも、このまま私の人生は終わるのか。いずれ介護施設に入って、死を待つしかないのか……」

生まれて初めて、絶望的な孤独の痛みを感じた。耐え難かった。

結婚相談所に行ってみる?

大胆な思いつきに、周囲も自分も驚いた。でもこのままでは耐えられない。勇気を振り絞って結婚相談所に連絡した。そこで出会ったのが、元外交官のポールだった。

この脳でなぜ自己を保てるのか。主治医は、信仰、薬、本人の意志もあるが、ポールの力が大きいという、そのポールとの運命的な出会いだ。

「私は、最初の夫選びに失敗したので、この際、プロのエージェントに任せようと思ったんです。とても勇気がいったわ。お祈りをしたり、エリザベス(牧師で看護師で学者)にも相談したりして。

前は忙しくて、自分がいま、本当に求めているものは何かを考える時間がなかったけれど、アルツハイマーになって、考える時間が与えられたのね」

ポールとの出会いの日を尋ねると、クリスティーンの顔が、パッと華やいだ。

「初めて会った日、私は、上着もズボンも好きな紫色だった。手袋もよっ」

98年7月11日。正午に、当時くらしていた首都キャンベラの国立図書館の階段で待ち合わせた。ポールが黄色いスイセンの花束を手に階段を上ってきた。湖の周りを6時間散歩し、仕事、互いに破れた結婚、子ども、人生について語り合った。クリスティーンは、告白した。

「私、アルツハイマーなの」

これで終わりだと思った。だがポールはこたえた。

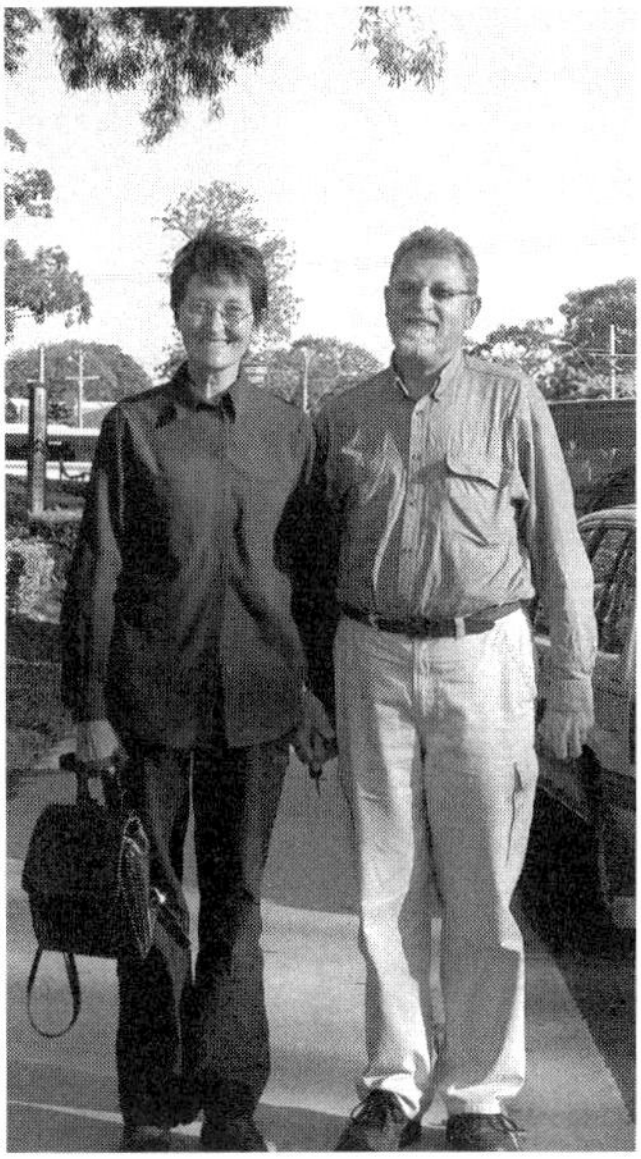

外では必ず手をつなぐふたり。あたたかさと安心感。「ポールは神様からの贈りもの」と、クリスティーンは言う＝豪州ブリスベン市郊外で。04年9月、著者撮影。

「それならやっていけそうだね、僕たち」

父を同じ病で亡くしていた。

クリスティーンは、出会いの日が快晴だったこと、ポールがリュックからフランスパンとワイン、チーズ、そして青いテーブルクロスを出して、ピクニックしたことも覚えている。

「ラブリー・ピクニック！　人生で、もっとも大切な、大切な日ですからね。ちゃんと覚えてるわ」

横からポールがクリスティーンに言った。

「アルツハイマーでも、彼女は美しく、尊厳があってすてきだった。彼女は、自分の命が期限付きだと思ったから、今だからこそ出会いを求めたのではないかな？　ラテン語に『カルペ・ディエム』（Carpe diem）という言葉がある。今日を楽しめ、今日をつかめ、『今を！　今を生きよ！』。もっと積極的に生きよ、とね」

そして、クリスティーンに贈った詩を教えてくれた。


【どれだけ長く】

ロウソクの火が消えるまでに、僕らにはどれぐらいの時間があるのだろう？

四〇年、一〇年、五年、それとも一年？

六カ月、一週間、一日――あまりに短すぎる！

でも僕は愚痴るまい
一日あるほうが何もないよりいい

翌年結婚し、ポールは「ケア・パートナー」になった。50歳と53歳だった。「ケア・パートナー」は、ポールがつくった言葉――介護者の「ケアラー」や「ケア・ギバー」ではなく、二人でアルツハイマーと向き合い、ともに生きるという意味が込められている。

■カンパイ!

お昼は、二人といっしょにレストランへ出かけた。外を歩くときは、クリスティーンがころばないように、いつもポールと手をつなぐ。店に着くと、クリスティーンがジャンパーのチャックを外すのを、ポールが手伝った。歩く。洋服を脱ぐ。それまで自然にしていたことにもポールの手が必要だった。

クリスティーンは「テラコッタフラワーポットがおいしいわよ」とお気に入りの料理をすすめてくれた。そして、

「メニューを見ても、私が決めるのは難しくて。ポールが手伝ってくれます。注文しても、運ばれてくるころには、自分が何を頼んだかわからなくなる」

こういうことをきちんと、それも生き生きと話せるのに、でも自分が何を食べたいか決められな

い、と言った。今日着ているえんじ色のシャツと焦げ茶のパンツ、グリーンのネコの柄の靴下を決めるのも、朝、ポールに助けてもらった。でも、あくまでもポールが決めるのではなく、「これはどう?」と尋ねて、クリスティーンが決めるのだそうだ。

「カンパイ!」

料理と飲み物が運ばれてくると、全員のカップにそそがれたのをみはからって、クリスティーンが音頭をとった。それも日本語で。1年前に来日したときのことを覚えていたのだ。

ナイフとフォークもスマートに使う。

クリスティーンは、すでに今日が何日で何曜日かわからない。時間の感覚がなく、言われなければ食事も忘れる。噛むことも飲むことも忘れてしまう。食器を片づけようとしてもナイフとスプーンの分類ができず、何とかやろうとして混乱しパニックになったこともある。料理など家事はポールに頼る。運転もあきらめた。

ポールは「僕は彼女がしたいことができるように、それ以外のことを助けたい。彼女は時間をかければ料理もまだできると思うけれど、それよりも本を書いたり考えたり、彼女にしかできないことをすることに大切なエネルギーを使う方がいいでしょう? いま何時か、時間がわからないと大変だと嘆く家族がいるけれど、時間は二人のうち片方がわかっていればいいでしょ?」。

サポートしすぎず、本人が中心にいると感じられるようにする。手を出す前に必ず、その手助けをしてほしいか尋ねる。

来客との話に熱中しすぎると、疲れないように合図して休みをとる。私たちが、いろいろと質問したりおしゃべりが弾みすぎたりすると、ポールがクリスティーンの腕をちょんちょんとつついて、お茶の時間にした。一方、彼女が望めば、夜中にいっしょに掃除もする。

「やったね！　という達成感が大切です。一方的に介護しすぎず、ひとりぼっちにもしない」

おだやかに暮らすこつは、まず、できるだけ規則正しくすること。毎朝、ほぼ同じ7時ごろに起き、クリスティーンが紅茶の用意をする。そして、二人で『今日の言葉』を読む。格言や聖書の言葉を集めた本だ。

そして、その日にすべきことを紙に書き出しておく。ポールが出かける場合は、行き先と時間も書いておく。だが、その紙をポールが誤って捨てたときは大変だった。

「人生がなくなった！」

クリスティーンは泣き叫んで取り乱した。ポールは、外へ出したゴミ箱を全部ひっくり返して探し出した。

「こんなときは、ただ『落ち着いて、大丈夫だから』とクリスティーンに言ってもだめです。彼女が施設でボランティアをしていたとき、あるおばあさんが、いつもじっとしていた。クリスティーンが話しかけると『たくさんのネズミがいて……』とこたえた。クリスティーンは話をよく聴いて、『じゃあ、ネコを探しに行きましょう』と声をかけると……、いつも動かない彼女が立ち上がった。

ケア・パートナーにも通じることですが、相手の話をまず、聴くこと、そして、それを否定せずに、行動すること。この場合は、私がリストを探すためにゴミ箱を調べることが大切です」

——忍耐が必要ですね。

「そう、忍耐の日々。でも、それは毎日の一部で、生活をともに楽しむんです」

■幸せになるこつ？　生きる意味

ポールがクリスティーンとの生活を楽しむと言った通り、3日間夫妻と行動をともにして、私は何ともいえない幸せな気持ちになった。人生のふしぎを感じた。

彼女のユーモアと洞察力は予想以上だった。

ポールがレンタカーの真ん中の座席を動かそうとしてうまくいかないときのことだ。私も手伝ったけれどまったく動かない。と、助手席に乗り込んだクリスティーンが「ちょっと待って」と言って動かしてみた。と、成功！　何で？　私たちが驚いていると、クリスティーンがコメカミに右手の指をトントンとあてた。「ここ、頭、使ってね」というように、ふふっと笑った。そのしぐさに、みんなで笑い転げた。

クリスティーンは、確かに言葉がスムーズに出てこなくて話すのがつらそうなときもある。でも、問いに的確にこたえるだけでなく、その場の空気や質問者の意図をくみとって、コミュニケーションをとれる。これが本当の意味の聡明さではないか、と思った。

シドニーの主治医から「短期の記憶力が薄れるのに反して、すばらしい洞察力と論理的思考力をもつ興味深い組み合わせを体現している」と言われたそうだが、ふしぎだ。

98年に本を出版して以来、「アルツハイマー」であることを明かして講演もしてきた彼女は、「あれだけ話せるのだから、アルツハイマーではない」と心ない批判もあびてきた。

だが、一見ふつうに見えるが、病は確実に進んでいる。疲れやすく、もう新しい考えは浮かばない、と嘆く。来客とふつうに見えるようにすごすと疲れ果て、翌朝ひどい頭痛で起き上がれないこともある。

「白鳥みたい」とつぶやいたことがある。

水上では涼しい顔に見えても、水面下でどれほど足をバタバタさせているか、日々ふつうに暮らすだけでも大変だ。一つ一つを意識しなくてはできないのだ。

それでもクリスティーンは、発病前より「いまの私の方が好き」だと言った。

幸せの基準が変わった。官僚時代の「成功」や「称賛」から、いまは「希望」と「喜び」があるかどうか。

「前よりも、ずっとスローモーションでエネルギーや能力、言葉は少ないけれど、理解し話を聴き、愛情や共感をもてる。前より、自分が豊かになったと思うわ……。私は川に流される小枝、ただ私でいるだけ。今にすべてをそそいでいる……」

ポールが「はかない人生のなかで、いまを大切にね」とうなずいた。

認知症になることは自己崩壊だと恐れたが、自己発見の旅だ、と気づいたと言った。

結婚前に書いた1冊目の本のタイトルは『私は誰になっていくの?』だった。2冊目は、『私は私になっていく』。地位や名誉、野心、いろんなものがそぎ落とされ、本来の自分になってゆく旅路だった。

2冊目の本をまとめるために、ポールといっしょに講演録や仲間とのメールを再構成しながら、「ディメンシア」という音楽にあわせて、ポールとステップを踏むようなイメージが浮かんで、気に入った。副題はいまの思いのまま「ディメンシア(認知症)とダンスを」にした。

本を書きあげ、「ロウソクの火が消える前のよう」。残された時はそう長くない……。日本を最後に、講演や公の活動はひかえて、家族との時間を大切にしたいと言った。

なぜ、萎縮して、「まるで115歳」といわれる脳で、これほど語れるのか。

「自分でもふしぎ。でも話せない人たちの思いも、彼らの分も伝えたいと願っているからではないかしら。もうだめだと思っても、人からエネルギーをそそがれ、泉のようにわいてくる。人のために活動するかぎりは元気でいられると思う」と。

「生きる意味が、私を支えている」

生きる意味?

何度も二人からきいた言葉だ。

「幸せになるコツは？　どうしたら幸せになれますか」と尋ねたときも、ポールはこうこたえた。

「自分の人生に意味があるということ。『夜と霧』の著者で知られるフランクル（ビクトール・フランクル、精神医学者）は、アウシュビッツで生き残った人は、人生に理由があって生き残ったと書いている。ある人は生き残って家族の歴史を書きたい、ある人は次の夏に花を見たい、音楽を楽しみたい、何でもいい。だから、アルツハイマーの人は、その人にとっての、命の意味を探るべきですね。庭の手入れ？　ネコと過ごす時間？　何によって幸せになれるかを探るべきなんです」

二人の生きる意味――アルツハイマーは「空っぽの人間」だという偏見を打ち砕き、診断後のもっとも苦しい早期の人々への支援の輪を広げること。そして、「いま」を味わって楽しく生きること。これが病にならなければ出会わなかった二人のプロジェクトだ。

■クリスティーンがポールを忘れたら？

もっと知りたくて、石橋さんたちが帰国後も、私はブリスベンに残った。みんなと同行した3日間を思い返した。

アルツハイマーとわかっていて、なぜ、クリスティーンと結婚したのですか。ポールに何度か尋ねた。

「彼女は美しく、知的で本当にすてきな人だということです。たとえば、片足のない人がいるとして、その人の『足がない、ない』と、そこばかりみないでしょう？　クリスティーンの『ある』ところをみる。会ったときは、父のこともあって、アルツハイマーのイメージはとても重苦しく、高齢者のことだと思っていた、でも、違った。クリスティーンはあんなにすてきだった」

この答えは、何度か違う場面で尋ねても同じだった。

だが、確かによいことばかりでないこともわかった。

二人の物語を映画にしてはどうですか、と私が言うとクリスティーンは首をふった。

「まだ、いろいろと大変なことがあります」

3人の娘たちはクリスティーンの病気とともに、ポールが加わるという変化と向き合わなくてはならなかった。アルツハイマーと診断されたとき、娘たちは、19歳、14歳、9歳だった。「ジェットコースターのような母の人生」を幼かった三女はうまく受け入れられず、その後、長女と次女はそれぞれに落ち着いたが、(現時点では)三女との関係はまだ解決していないようだった。

私の頭のなかでは「クリスティーンを演じるのは、女優のメリル・ストリープしかいない、ポールは、ロバート・デ・ニーロがいいかしらん?」などとイメージを膨らませていたのだが、それどころではなかった。

経済的な問題も気になった。京都で会った50代の忠さん(1章)のように、働き盛りで診断された場合、生活の基盤を失うことが多いからだ。

ポールによると、その点は「年金で何とか」と言った。それぞれ元官僚として、長年働いた実績があった。また、本の印税は、アルツハイマー病協会に寄付しているとのことだった。

記憶について新たに気づかされたことがある。

「小さなことを忘れても大したことではない。優先順位をつければいいと思います。何が本当に大事かを考える必要がある。多くの人は、『何かを忘れた』ことが気になって不安になり、うつになる。そうならないように、大事なことを優先すればいい。自分の状況を認めて、前へ行けばいいと思う。それが『ディメンシアとダンス』のイメージでもあるんです」

――いつか、クリスティーンがポールのことをわからなくなることは怖くないですか？

「それは何度も彼女と話しましたよ。いずれそういう日が来るかもしれない。大切なのは、もしクリスティーンが僕のことを忘れても、僕がクリスティーンを覚えているということです。彼女が僕のことをわからなくなっても、ポールはクリスティーンのことを愛していると彼女が、感じることが大切なんです」

ポールは言葉をかみしめるようにこたえた。

■パスカルの賭け

なぜ神を信じるのか。

ひょっとして、「パスカルの賭け」ですか、とクリスティーンに尋ねたことがある。

〈神は「いるかいないか」、天国は「あるかないか」について、パスカルは「ある」方に賭けた方が得だと考えた、というものだ。「神はいない、天国はない」と思って祈っていなくて実は天国があると、天国には入れない。一方、天国があると思って祈ったが実はなかった、としても別に困らない。だから天国は「ある」という考えに賭ける、と。〉

するとクリスティーンは「その話を最近、ポールとしたのよ、ふしぎね」と驚いた。

ポールが話をひきとるように言った。

「信じることの、合理的な根拠はこれしかない。パスカルは17世紀の哲学者、神を信じて天国があると思っていて、なくても損をすることはない。でも、神はいない、と思っていたら、大変でしょ?」

だからよい方に賭けるのだと。どうなるかわからない先のことを思い煩うのではなく、信じることで、いま、ここに生きる心持ちが違う。

もちろん、信仰についてはそれぞれの人生観や価値観、言葉を越えた出会いもあって、単純にはいえないだろうけれども、私にはこのパスカルの賭けが、ストンと腑に落ちた。

「病気は変えられない、でも自分は変えられる。人生におきることは10%、どう対応するかが90%、その対応が人生を決める」

二人はよくこう話す。この言葉を日々、心しているという。よい方に賭ける。パスカルの賭け……。どちらを向いて人生を歩むか。その方向性。私は、後にこのことを何度も思い出すことになる。

主治医ベネット氏と小澤医師の話

ぜひ、クリスティーンの主治医の話を聞きたい。ポールに相談すると、最近のＭＲＩの画像を見せてくれ、これを持って地元の主治医（当時）のマーク・ベネットさん（38）を訪ねるようにと紹介してくれた。彼は3年前からクリスティーンの主治医だという。

■「クリスティーンを知って、希望を伝えられるようになった」

「最初に会ったのは主治医になる前、地元の教会の集いです。

彼女が『神のおかげでいま暮らしています。アルツハイマーになってから、自らに出会う旅をしています。教会の友人の祈りなどによって奇跡的なこともおきました。また、この病気には薬も効果的です』と説明しました。

えっ、彼女が？　と信じられなかった。私は医者ですからね。でも、スキャンを見てびっくりしました。確かに、脳がひどく萎縮している。シドニーでいくつかの専門的な検査もうけている。なのに、なぜあれほど論理的に話せ、穏やかに暮らせるか、私にもふしぎです。

もともと、知的能力がかなり高かったこと、信仰、薬の効果もあるけれど、ポールのサポートが大きいでしょう。そして、何より本人の意志の強さだと私は思います。

知的能力の高さについては、もう一人私の担当している早期アルツハイマーと診断された元弁護士の男性（86）も、人より高いレベルを保っています。でも機能の衰えに本人は苦しんでいます。ポールは、洞察力がすばらしい。クリスティーンの足りないところを補う。そして、決してすべてをしない。ケアへの知識と理解度が高く、彼が怒っているのを見たことがない。

彼女は98年に前頭側頭型と再診断されたけれど、いずれにせよ認知症には変わらない。進行はかなり遅いけれど、脳の萎縮は進んでいる。前頭葉は社会性に関連があり、この部分に障害をうけると、通常、人前でしてはいけないと自制するようなことをしてしまったりする。汚い言葉を使ったり……、でも彼女はそういうことはない。

クリスティーンは脳だけを見れば、『行動のよくない、もの忘れのひどいお年寄り』のようですね。介護施設に入っていれば、スタッフに持てあまされるタイプです。でも、彼女は違う。

アルツハイマーの場合、まず、高いレベルの機能から失う。多くの場合記憶の喪失を取り上げるけれど、一番大きな問題は行動です。進行すると、言語能力、交際能力、痛みを感じることや移動性も衰え、食べること、飲み込むこともできなくなる。

この3年間彼女を担当して、ゆっくりしているが進行している。疲れやすくなったり、ストレスを感じやすくなった、だが洞察力がある。クリスティーンは今も自分の状態がわかっている。だから恐ろしいと思う。

彼女はアルツハイマーではないと疑う医者もいるが、自分がこれまで知っている型にはまらないから違う、というのはおかしい。でも、これはよくあることです。

医者に限らず、『世の中こういうものだ』と自分の思っている四角い枠に収まらない人がいるとそれがおかしいと言う。医者としては、患者さんから毎日学んでいかなくてはいけない。これ以上学ぶことがないと思ったら失敗です。

脳はすごい臓器で、ほんの一部、マッチの頭ぐらいを取っても身体が半分まひすることもある。一方、オレンジほどの大きさを取っても何の障害もないこともある。全く使っていない部分もある。病気が遅く進行する場合は、違う部分を使って失った機能を取り戻す、補助的機能として使うことがある。

クリスティーンから学んだのはベストをつくす『意志の大切さ』です。

障害者のパラリンピックは以前は考えられなかった。だが、障害をもったことで、思わぬ底力を発揮する人がいる。それまで運動のエリートではなかった人たちですごいことをする人がいる。彼女はそれを『脳』でしているのではないか。

クリスティーンに出会って、アルツハイマーと診断した人にも、『人生は終わりではない、よい支援があれば、強い意志があれば、クリスティーンのように暮らせる可能性がある』と、希望を伝えられるようになりました」

■ケアが深く届けば「私」の崩れは少ない

20年以上もこの問題に取り組み、クリスティーン夫妻と交流のある精神科医師で、種智院大学客員教授の小澤勲さん(66)に、帰国後、インタビューした。

「確かに、クリスティーンさんの脳の萎縮はかなり進んでいる。だが、『にもかかわらず、これだけ話せる、だからすごい』ということではないと思う。

どんなに障害をもつ身になっても、出会いと支えや、ポールさんのようなすばらしいケア・パートナーに恵まれ、ケアが深く届けば、知的な『私』の崩れは少なく、これほど生き生きとした人生をおくる可能性があるという、そこに希望があり、私たちに生きる勇気を与えてくれる。国際的なネットワークの仲間との交流の力も大きい。

この病は、本来こういうものかもしれない。悲惨といわれる症状は、大半がこの病への誤解、本人や周囲の状況によって引きおこされ、つくられたものといえる。病とケアのあり方を根底から考え直す必要がありますね」

クリスティーンの許可をえて、MRI写真4枚と、シドニーの神経専門医の所見のコピーを預かって小澤医師にみてもらった。小澤さんはその結果を「彼女のMRIは、確かに激しい萎縮はある。だから、画像からも、彼女のかかえる不自由からしても、彼女が認知症であることに疑いを差し挟む余地はない。しかし、画像はアルツハイマー病とも前頭側頭型認知症とも異なる。きわめて非定型なものであった」と、クリスティーンの著書『私は誰になっていくの？　アルツハイマー病者からみた世界』（日本語訳）の最後にも書いている。

2　当事者同士のおしゃべり会「自殺も考えたわ」

ドアを開けると、にぎやかなおしゃべりが始まっていた。

首都キャンベラのアルツハイマー病協会の一室。緑あふれる庭に面した大きな窓から、柔らかな日差しがそそぐ。

早期の女性たちのお茶会を、クリスティーンと訪ねた。コーヒーの香りがただようなか、５人の女性がソファにゆったりと身をあずけていた。51歳から78歳だというが、若々しい。

■自殺、考えたことも

シーラ（71）がいう。

「ここだと自分がふつうだという気持ちになるの。私は話せるし冗談もわかるのに、『アルツハイマー』だといったとたん、外ではおかしな人って決めつけられる。だから怖い。自殺を考えたこともあるわ」

クリスティーンがうなずく。

「診断から2年はうつで最悪だった。額に『アルツハイマー』のレッテルを張られたみたいで。末期のイメージが過剰にある。これは社会的な病ね」

「無知よね。もっとニュースで（事実を）報道すべきよね」

「『ディメンシア』っていう言葉が、私はいや」

シーラが、「長女に突然、自宅から高齢者マンションに移されたのよ」となげくと、クリスティーンが驚いた。

「えっ、娘さんが、あなたの人生をひっくり返したの？……あなたを愛してるからだと思うけれど、でも、そこにいて幸せ？」

「いいえ」

ベティー（78）が「私は台所は譲らないわっ」と首をふると、シーラがため息をついた。

「それに、高齢者マンションは年寄りが多いのよ。みんな髪が真っ白」

「老人ホームに入った107歳の人もぼやいてたわ。年寄りが多いって」

クリスティーンのユーモアに笑いがはじけた。

「今日が何日だとどうやって覚えてる？」

「カレンダーに×印をつけていたけれど、それを忘れる」

「毎朝、新聞を読んでわかる」

「新聞読むの？」

「もちろん！」

「私はテレビ番組でわかるわ」

一番若いジュリアナ（51）が、「一人で毎週、美術教室にバスで通う」と話すと、クリスティーンは声をあげた。

「えっ、迷子にならないの？　感心感激！　すごいわ。私はいつもまちがえないか心配。いまはポールに頼ってる」

交通機関のサービスやベランダの鉢植え、趣味、薬の話までおしゃべりが続いた。

クリスティーンは体験を話しつつ、みんなの心をほどいて引き出す進行役。そして、何より仲間の一人としてくつろいで見えた。

■幻覚や性も口に

このアルツハイマー早期の当事者の会は、98年6月、当時キャンベラに住んでいたクリスティーンが協会事務局長のミッシェル・マクグラスさん（49）に提案したのがきっかけで生まれた。協会も、従来の家族への支援だけでなく、早期の本人への直接的な支援が大切だと思っていた矢先の提案で、すぐ始めた。

最初に集まったのはクリスティーンを入れて4人の女性たちだった。だれにも言えなかった幻覚や性についてもあふれるように話した。ミッシェルは「会では『普通のふり』をしなくていいんです。ありのままでいられるのがいい」と言った。

初めて幻覚について口にする人もいる。

「虎が見えるのよ、クローゼットに」

こう聞いて、メンバーでそのクローゼットを見に出かけたこともある。

「テレビがついていると、テレビにこちらが見られているようで、洋服を着替えられない……」と訴える人もいた。だれもその言葉を否定せず、「大変な体験をしているのね」と手をにぎる。「言ったかもしれないけれど」と何度同じことを話しても、ここでは大丈夫。「もう聞いたわ」なんて言う人はいない。まず、喪失について語り合った。ともに涙を流し、そして笑い合える仲になっていった。

同様の本人会は、キャンベラに三つ。メンバーは最大6人で、職員とボランティアがつく。若年ならではの悩みや、女性は更年期についても相談する。孤立しやすい一人暮らしの人を対象にした会もある。どれも毎週1回で月に1度合同の集いもある。

■「記憶喪失とともに生きる」講座も

クリスティーンは診断をうけて2年間、恐怖や孤立感を味わい、うつでひきこもった。この苦しい体験から、早い段階で正しい情報がぜひ必要だと痛感した。協会は、この提案をうけて、おしゃべりの会とは別に、早期の本人と家族を対象にした「記憶喪失とともに生きる」という6週間の支援プログラムもつくった。

アルツハイマーとは何か、栄養や薬、心身や家族への影響、意思表示できなくなったときの法的な代理制度や、財産、遺言、将来の計画などについて情報提供し話し合う。葬式や死、性についても話題にする。

在宅介護をうけている人への自宅訪問は、スタッフ2人で出かけて、本人と家族と別々に気持ちをきく。

夫婦4組8人で3日間の休暇をすごすプログラムもある。本人を支援することが家族を支援することになる。また50代の男性4人の班は偶然、建築家とインテリアデザイナーと煉瓦工だったので、新しい住宅地を訪ねて、家々を評価したこともある。

早期支援プログラムに参加した本人の92％が「大いに役立った」と答え、うつ状態が軽くなる効果もあった。協会のプログラムは無料で、政府の援助をうけている。

キャンベラでは、こうして早期の本人への支援に力を入れ、州による差もあるが、この試みは国内に広がっている。いまでは、週に20～50本ある電話相談のうち、本人からが25％にもなった。「広報効果もあるけれど、クリスティーンたち本人の働きかけで増えてきたわ」とミッシェルは言った。

■早期支援で介護費軽減効果も？

自分のもの忘れは病気なのか、協会には不安な人からの電話も多い。最初が肝心なので20～50分はじっくり話を聞いて、不安をなくしてもらい、医師を紹介したり、講座を紹介したりする。

クリスティーンの夫のポールは、「早い時期からの適切な支援は、病の進行を遅らせ、さらに経済効果もある」と強調する。

豪州アクセスエコノミクス社は、国内のアルツハイマーの発病や進行を5カ月遅らせることができれば、05～20年で介護費などが13億ドル（約1千億円）、40年までだと66億ドル（約5千億円）節約できると発表した。制度の違いがあり単純比較はできないが、人口比では日本はオーストラリアの約6倍なので、05～20年で約6千億円、40年までだと約3兆円の計算だ。

同行した広島大学助教授（福祉社会学）の石倉康次さん(52)は、「オーストラリアの当事者支援をみると、クリスティーンが先頭走者だけれど、特別な人ではないことがよくわかる。本人の思いをきく姿勢やしくみ、適切な情報と当事者同士の会、当事者と家族への支援などがあれば、彼女に続く人がふえる。日本にもこうした支援がぜひほしい。偏見や先入観に影響された『社会的な病』だと痛感します」と語った。

3 世界を変える・当事者支援国際ネットワーク

クリスティーンは、00年からインターネットで出会った各国の当事者たちと協力し、国際ディメンシア支援ネットワークを充実させてきた。

「自尊心を取り戻し人生の質を高めよう。連携し知識と勇気をえて、自分の人生を生きる力を取り戻そう」

ネットを通じて世界の当事者にこう呼びかけ、英文のホームページなどで最新の医療・ケアの情報を提供していた。

01年に発足した「国際認知症権利擁護・支援ネットワーク」（DASNI＝ダスニ）のマークは、羽のついた亀が「わすれな草」をくわえているデザインだ。ゆっくりと動く亀はアルツハイマーとの旅を象徴し、羽は闘いを越えてゆく望みを表す。わすれな草は「私たちを覚えておいてほしい」というメッセージだと、クリスティーンが教えてくれた。

彼女の家の庭にも亀の置物がいくつもあった。クリスティーン自身、このネットワークで出会った仲間たちに励まされ、支えられてきた。

■モリスがやってきた！　01年

地元での活動を抜けて、世界へ飛び出すきっかけ――それは、1本のメールから始まった。米国の社会学者モリス・フリーデルさんが、クリスティーンの著書『私は誰になっていくの？』を読んで連絡をとってきた。

モリスは62歳。米国のＵＣＳＢ（カリフォルニア州立大学サンタバーバラ校）の社会学の教授だった。97年にもの忘れの変調を感じ、やがてアルツハイマー病と診断された。メールでやりとりをして、01年3月、アルツハイマー病協会の全豪会議に参加するため、キャンベラにやってきた。

夫妻は、彼の話になるとどんなに話しても足りない、というふうだった。

「黒人解放や女性、患者の権利や障害者の人権問題など、人間が人間らしく生きるための運動と、アルツハイマー病本人の運動が歴史的につながっている。彼はこんな知的な新しい視点を、この分野にもち込んだんですよ」「今回本をまとめて、改めて、モリスの力がいかに大きいか感じたわ」

空港でモリスを迎えた日のことも、二人はよーく覚えていた。

小柄な白髪交じりの「教授」が、大きなトランクをひきずるようにやってきた。なかには哲学、歴史などの本がいっぱいつまっていた。まるで子どもがテディベアを離さないように、そのトランクをいつも大事にひきずっていた。ポールには、「小さなサンタクロース」のように見えた。

それから1週間の楽しかったこと。モリスは博学で、ほとばしるようにアイデアがあふれ出た。話にはプラトン、ニーチェの哲学から黒人解放のマルチン・ルーサー・キング牧師まで登場する。

クリスティーンは、診断によって自尊心が粉々に打ち砕かれ、無能者扱いされた無念や痛みもうちあけた。アルツハイマーの、ステレオタイプの、みな同じ死へのシナリオをたどるのではなく、それぞれが自分の人生を生きるのだ、と話し合った。あまりのエネルギーに疲れ果ててぐったりし、休んではまた語り合った。

その横で、ポールは食事をつくり、いっしょに食べ、そして片づけた。

「まるで僕は、アインシュタインが夕食に来たときのフロイトの妻みたいだよ。二人が人生と死の意味について話し合うのを、台所で料理をしながら聞いているんだから」

ポールは笑い、幸せだった。

モリスは講義では原稿を読んだことがなかったが、全豪大会のために準備をした。クリスティーンは、この日のためにパソコンのパワーポイントを覚えた。

■550人が総立ちの拍手

全豪大会は、キャンベラのコンベンション会議場で開かれた。まずクリスティーンが話し、モリスが続いた。そのときのことをポールが話してくれた。

モリスは、「こうして皆さんの前で話し、アルツハイマーの人は、能力も洞察力もないという偏見に挑んでいるのです」と話し、クリスティーンとともに「尊厳をもって生き抜くこの旅の同乗者になってほしい」と訴えた。

ユダヤ人であるモリスは、ホロコーストについてもふれた。

「アルツハイマーの人には、スローモーションの死への道しか与えられていません、私たちはこれを拒否します。診断後も、人生は続いて行くのです。脳の異常が生物学的劣性だというのは有害なウソです。それはナチスです、ホロコーストの！」

会場は静まりかえった。泣いている人もいた。話が終わると、550人が総立ちで、拍手が続いた。

■自分が話したことを忘れたり、メモをなくしたり

01年6月、クリスティーンとポールは米国のモンタナへ出かけた。

カナダ、米国、英国、ハワイなどから、11人の当事者が集まった。

話し合いは大変だった。それぞれ、言ったことを忘れたりメモをなくしたりするので、ポールがメモをとって記録し、まとめて文章にし、コピーをたくさんとって配った。忘れ、なくすたびにまた、コピーを渡した。本人たちは自分の話したことを忘れたり、コピーをなくしたり、てんやわんやだが、それを大笑いしながら乗り越えてきた。ユーモアも世界に訴えるときには欠かせない。

6人で食事に行ったとき、みなおなかがへっているけれど、たくさんのメニューから食べたいものを選べない。そこでポールが、あなたにはこれどう？　魚？　チキン？　と一人ずつ聞いて、注文した。

「でも、運ばれてくると、だれがどれかわからないので、私が、あなたはこれ……と、合図して、おもしろかった。みんなでどれほど笑ったことか。笑うということが大切ですね」とポールが、思い出したように笑った。

ここで、①インターネットを使った国際認知症権利擁護・支援ネットワーク（DASNI）をつくること②ロンドンの国際アルツハイマー病協会本部に、「当事者への支援策や、当事者が決定に参加できるように提言する」ことを決め、クリスティーンとポールがみんなの代表としてロンドンへ向かった。

本部の事務局は、最初、本当に本人が考えているのか、ポールが言わせているのではないか、と疑った。だがそうでないとわかると、とても前向きに、「本人のことが大切だとは思っていたが、どうしたらいいかわからなかった。これで行動に移せる」と言った。この間、モリスと会ってからわずか3カ月のことだった。

そして10月、ニュージーランドで開かれた国際アルツハイマー病協会国際会議では、クリスティーンが本人として初めて国際会議で基調講演した。

このようすを、日本から参加していた看護師の石橋典子さんが偶然、ビデオに収め、クリスティーンの英文の著書を買って帰国した。言葉が通じず会場ではわからなかったのだが、帰国後クリスティーンがアルツハイマー病と診断された本人だとわかり、仰天した。そして、驚いて翻訳書を出すことに奔走。03年10月、夫妻を日本に招いて講演会を開いた。ニュージーランドの会場には、日本から医師やケアの専門家も参加していたが、石橋さんほどクリスティーンにひきつけられた人はいなかった。彼女が「発見」したといってもいい。

石橋さんたちはこの出会いをきっかけに、04年9月「痴呆を生きる私たちの会」をつくり、本人の参加を呼びかけた。この年から国際会議の会場には、当事者が休める静かな部屋が用意されるようになった。大勢の人と離れて休憩し横になり、眠ることもできる部屋だ。

また、DASNIは自分たちのブースを出して情報提供をした。クリスティーンやモリスたちDASNIのメンバーが、晴れやかな表情で映っている写真がある（4章69ページ）。

03年には、クリスティーンが国際アルツハイマー病協会の理事になった。05年で理事の任期が切れるので、04年10月の日本での講演を最後に公の場を後輩にゆずり、クリスティーンは家族との時間を大切にしたいと語った。

■01年がターニングポイント

「物事にはタイミングがあるんですよ」

ポールは記念すべき年を振り返る。

「2001年はまさにターニングポイントだった。たとえば、オーストラリアを英国が植民地にする最初の上陸の、わずか4日後にフランスがオーストラリアを見つけているんですね。でも、港に英国船がいたので、フランスは別の島へ行った。あと4日フランスが早かったら、今ごろ私たちはフランス語を話していたかもしれないね。2001年があのような年でなかったら、私たちもまた、変わっていたでしょう」

クリスティーンとポールが初めて変化をもたらしたものは、オーストラリアのアルツハイマー病協会の「マーク」だった。いまは、二人の人が並んだ図柄で、会のパンフレットから書類、封筒、バッグにまでついている。

「前のマークは、二人の人の図柄だけれど、黒い人が透明な人を抱えていた。まるで、本人は中身が空っぽ（透明）で、家族や介護者に抱えられているようでいやだった。それを二人が並んでいる図に変えた」

提案から18カ月かかった。この身近なプロジェクトから地元で活動を広げ、世界へ。二人は仲間とともに、羽のついた亀?として飛び立っていった。

3章 「私たち抜きには何も始まらない」 京都国際会議で各国の本人が訴え

国際アルツハイマー病協会国際会議が2004年10月15日から3日間、京都市の国際会議場で開かれた。日本での開催は初めてだ。協会（本部・ロンドン）と日本の呆け老人をかかえる家族の会が共同で主催した。本部からの要請で、日本でも初めて本人が登壇した。16日には、聴衆を前に不安や葛藤《かっとう》を語り、「自分らしく生きたい」と訴えた。欧米では本人が「アルツハイマーは人生の終わりではない」と訴える動きが広がる。日本でも当事者の思いを積極的に聞き取ることで偏見がなくなり、医療やケアが変わるのではないか、と関係者の期待が膨らむ。日本にとって転機になる集いだった。

■悩んだトップバッター

「東京は神田の生まれ、73歳。私はアルツハイマー病患者の一人です」

国際会議場のメインホール。2千人近い聴衆を前に、茨城県の太郎さん（仮名）が語り始めた。日本人の当事者が、国際会議で語るのは初めてのことだ。会場に緊張が広がる。

顔が正面のスクリーンに大写しになった。だが名前は公表せず、写真撮影も禁止だった。妻（66）と長女（42）が見守る。

点訳ボランティア、還暦野球チーム。順風満帆な第二の人生に異変がおきたのは5年ほど前だ。運転中に自分がどこへ行くのかわからなくなった。もの忘れ外来を受診することへの抵抗感、「やがて家族の顔もわからなくなるのか」という不安。「もう何もできない、と思われているが、普通に生活している。そのことを知ってほしい」と人前に立つことを決めた。

病気になってから、まだ30代の次女をがんでつい9カ月前に亡くしたこと、その次女が計画していた旅に長女と出かけたこと、家族への思いも語った。自分がアルツハイマーになったことよりもさらにつらいことが家族にはおきていた。太郎さんは15分間の講演の最後をこう締めくくった。

「脳は衰えても孤立せず、自分らしく生きる努力を続けたい」

この前日、太郎さん夫妻と会議場で会った。

名前を公表するかどうか、最後まで決めかねていた。太郎さんは顔も名前も出してもかまわない、と思ったが、妻の弥生さん（仮名）には戸惑いがあった。私は、「できれば公表していただければとの思いもありますけれども、どうぞ無理をなさらないように」と話した。太郎さんは、これまでの人生とともに、病院での検査入院の体験が忘れられないと話してくれた。

「廊下の途中にロープが張ってあって、その向こう側には行けないんです。私は決まりは守る方なので、それに従った。でも、行動を制限されるのはこんなにいやなことかと思いました」

弥生さんが横から事情を説明したくて、「口を挟んでいいですか」と言うと、温和な太郎さんが「この話が終わってからにしてくれ」とはっきり制した。

「私はあんなふうに、行動を制限されたのは初めてです」

夫の話を聞きおえてから弥生さんは、口をひらいた。

「ロープはないんです。それはナースステーションなんです。夫は怖い男性がそこに立っていたと言うけれど、それは違います」

でも、太郎さんはそう感じた。

「私の言ってることはオーバーかもしれないけれど、でも、これが本心です。行動を制限された者の思いです」

これを医療関係者なら「幻覚」と呼ぶのかもしれない。だが、太郎さんの無念や恐怖が伝わってきた。

翌日の本番。大会議場のステージに太郎さんが登場した。名前はふせ、写真撮影も許されない。

だが、スクリーンに映る太郎さんは実に堂々としていた。

大喝采の拍手に包まれた。

あいさつに行くと、弥生さんが「やはり名前を公表できずに、もうしわけありません」と言った。

私は、「とんでもないです。茨城からわざわざ来てくださって、話していただいただけで、十分です。ありがとうございました」と感謝した。

娘の死、妻の悲しみ。自分がアルツハイマーになったこと以上に人生には大変なことがあるのだと改めて知った。そして初対面のときに朝日新聞記者と知ると二人が結婚前に紙面に載った思い出を話して笑い、私の心もほぐしてくださった。その心配りと太郎さん夫妻に会えたことが、私にとっては実名公表よりも、ずっとうれしかった。忘れられぬ当事者発信のトップバッターだった。

別の報告会では、兵庫県尼崎市にある認知症高齢者のグループホーム「けま喜楽苑いなの家」に入居する二人が自治会活動について語った。会長の前田英雄さん（88）は「自治会行事でもあいさつや乾杯の音頭をしています」と笑いを誘い、手嶋要範《としのり》さん（92）は納涼祭の出し物で「金色夜叉」の貫一役を演じたことをユーモアたっぷりに話した。

最終日には、越智俊二さん（57）がメインホールに実名で登壇した。写真撮影もＯＫ。「私と同じような病気の方に望むこと、それは、笑ってほしい。笑えるように、勇気を出していろいろな人と出会ってほしい。笑えるようになると、忘れることが不安でなくなります」と語った。写真も実名も公表は初めてで、大きな一歩となった。

■クリスティーン旋風／当事者のワークショップに殺到

会議には、60カ国余り、約３６００人が参加し、国内外から本人も21人出席した。

外国の当事者3人が参加するワークショップにも聴衆がつめかけた。200人の会場に入りきれずにあふれ、会場外の大型画面前に座り込んで聴き入る人たちもたくさんいた。

当事者として03年初めて同協会理事になったクリスティーンが進行役をつとめた。次々と登壇するのはＤＡＳＮＩのメンバーたち。始まる前に、写真撮影はフラッシュを使わないことなど、発言者の負担にならないための注意があった。

3年前、47歳でアルツハイマーと診断されたスコットランドのドリーン・ケルンズさんは、「最初は勝ち目のない戦場に行く気分で闘いをあきらめていた。アルツハイマー・スコットランド協会の若年担当のカウンセラーが来て変わったんです！」

当事者の集まりに出て友情が生まれ、当事者による当事者支援のワーキンググループを創った。生きる勇気を取りもどす旅を語った。

「記憶に問題があるけれど、役立たずではない」と語り、「でもアルツハイマーだということは忘れないで」とユーモアもまじえた。

「皆さんの支援が必要です。時間と忍耐と希望を与えてくれて感謝します」

科学者でもあるカナダのマリリン・トラスコットさん（59）は、家事ができず家のなかが片づかないつらさをうたった自作の詩を紹介した。

「皮膚の衰えは見えるけれど、脳の衰えは見えません。見えない苦しみや困難に関心をもって、もっと話に耳を傾けてほしい」と話した。

「元気そうねと言われるのがつらい」と言ったのには、虚をつかれた。

「励ます意味で、おっしゃるんでしょうけれど、私は元気そうに見えても、頭のなかはグジャグジャで混乱しているんです。『大変そうですね、何か助けることはない？』と声をかけてほしい」

■私たち抜きには始まらない

「私たち抜きには何も始まらない」——当事者運動の先頭を走ってきたクリスティーンは、全体をしめくくるように、会の運営や決定に本人が参画する意味を説明し、参画できるように支援すべきだと「当事者主体」を訴えた。

「『ディメンシア』は、ただ病気というだけでなく、『心が空っぽで、何も考えられない』といった

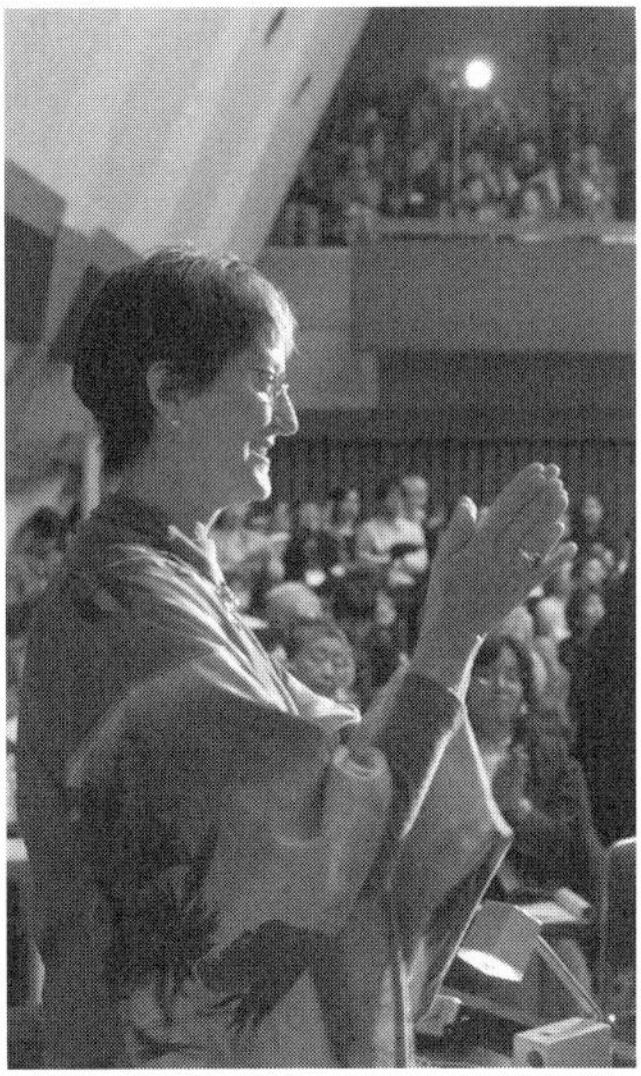

クリスティーンたち当事者のワークショップには聴衆がつめかけた。04年10月16日、京都国際会議場で。

偏見によって引きおこされる『社会の病気』です。偏見をなくす闘いでは、私たちを目にみえる存在にすることが大切です。私たちは能力が落ちていくので残された時間がありません。支援が必要です。私たちの可能性を信じて、みなさんが、偏見を取り除く闘いの、同志になってください」

こう呼びかけた。

長年、ケアに取り組んできた精神科医の小澤勲さんは会場から発言を求め、「本人の心の上に立ったケアが日本ではできていない。その実現への分岐点となる会に出席できたことを感謝したい」と語った。

■ニューリーダー／人生は恐れを知らぬ冒険か無か

別の会場では、カナダのリン・ジャクソンさん（49）が話していた。インターネットの支援グループをクリスティーンやマリリンとともに立ち上げ、いまは代表だ。

「『人生は恐れを知らぬ冒険か無か』と、ヘレン・ケラーは言っています。私はディメンシアと診断をうけた人間です。勇敢な冒険をしたい。いつも気持ちよく生き、重要な治療に参加し、自分の人生を維持し、参加していきたい。99年に前頭側頭型と診断されて、病の霧のなかに入った。知識は力。ネットワークでサポートすることが大切です。私は国際当事者支援ネットワーク（ＤＡＳＮＩ）に参加しています」

自分をふくめていま発言している当事者たちを「アリセプト世代」と呼んだ。病を治すことはできないけれど、進行を遅らせることはできる。その薬の恩恵をうけた世代という意味だ。

その彼女の不安は、病が進行したとき、自分の意思が伝えられなくなることだ。どんなケアをうけ、死にたいか、表現できなくなったときのために、法的な代理人を決めて気持ちが楽になった、と代理人の制度を紹介した。

財務、重要な電話番号、考え方を書きとめて代理人に意思を伝えた。ストレスのない医療をうけ、尊厳ある死を選びたい。人工呼吸や栄養の補給についてその限度も書いた。この手続きをしたことで人生への意欲を維持できている、という。

「私は、この病にかからなければこれほど意欲的ではなかった。新しい計画を立て、毎日の目標を設定して生きています。最大限の努力をして残った自分の力を発揮したい。

どんな力？　それは友情、旅、人と人をつなぐこと、他の当事者をサポートすることです」

スピーチの最後を、チャーチルの言葉でしめくくった。

「チャーチルが自分の人生を全うするとき（死の床で）言った言葉です。私もこうでありたい。

『私は自分の創造主と会う準備ができた。

彼は私に会う準備ができたか』

ご清聴、ありがとうございました」

クリスティーンの次の世代、ニューリーダーの登場だった。

■「呆けた人」と言わないで

クリスティーンとポールは、記者会見も開いた。

ワークショップでの発表を聞けなかった人々のために、当事者の参画を促すことを求め、特に強調したのは、「ディメンテッド・ピープル（呆けた人）という表現をやめてほしい」ということだった。

「英語では、『ディメンテッド・ピープルではなく、ピープル・ウィズ・ディメンシアと呼んでほしい』と言ってきました。私たちはその頭文字をとって、ＰＷＤと言っています」

ＰＷＤは日本語に訳せば「認知症をもつ人、認知症のある人」。つまり、病は、その人の「一部」であるということだ。ディメンテッド・ピープル（呆けた人）だと、その人「すべて」が空っぽで、人格を否定する響きがある。この違いを説明して理解を求めた。

糖尿病やがん、心臓病なら、どうだろうか。確かに、その人を丸ごと表現する言葉として「糖尿病の人」「がんの人」とはいわない。二人の主張は、説得力があった。

国際会議の組織委員会委員長をつとめた聖マリアンナ医科大学名誉教授の長谷川和夫さんは「私がこの分野の診療を始めたころ、当事者がこのように語るとは、とても想像できなかった。まして日本の当事者も。新たな時代に入ったと痛感します」と、感慨深げに話した。

だが会場には、「クリスティーンは本当にアルツハイマー？」といぶかる人たちが何人もいた。

4章 「人生は冒険！」 21世紀のヘレン・ケラー、リンをカナダへ訪ねて

２００４年10月、カナダのリン・ジャクソンさん（49）が京都市で開かれた国際アルツハイマー病協会国際会議の発表で、ヘレン・ケラーの言葉を引用したのを聞き、心惹かれた。

「人生は恐れを知らぬ冒険か無か……。この言葉は、私の人生にとってますます重要になってきました」

１９９９年1月、前頭側頭型認知症と診断された。43歳だった。いまは当事者の国際ネットワークＤＡＳＮＩの代表をつとめる。笑顔と凛とした声が頭から離れなくなった。彼女の人生とヘレン・ケラーの言葉はどのように重なるのか。カナダでは、どんな当事者活動が広がっているのか。もう一度、リンに会いたくて、カナダへ向かった。

■チェンジング・メロディー

首都、トロントは紅葉に包まれていた。

04年11月6日、カナダで初めてという集いが老舗のホテルで開かれた。その企画・主催者の一人がリンだ。

長身にショートカット。ローズピンクのセーターにシックなジャケット姿のリンが現れた。アルツハイマーと診断された人自身が、03年には国際アルツハイマー病協会の理事になるなど本人の発言や提案が世界的に注目されるようになってきた。リンはＤＡＳＮＩをクリスティーンらと立ち上げたメンバーで、ニューリーダーの一人だ。

ホテルの一室に１５０人が集まった。六つのシャンデリアが輝き、10人ずつテーブルにわかれて座る。30人はこの病の本人だが、だれが家族か本人か、職員か研究者かわからない。

集いのテーマは「チェンジング・メロディー」。旋律を変える、だった。

「ディメンシアというと、何もかもわからなくなる、人生の終わりだと思われてきたけれど、それは偏見。早期発見や新薬の開発によって、生き生きと暮らしている人がいることを知ってほしい」と主催の大学職員が説明する。

「脳の病気も、がんや糖尿病など体の病気と同じ。恥や特別のものと考えるこれまでの旋律を変えよう」と願って開かれた。リンは言った。

「公表し、発言するのはリスクが多いです。偏見にさらされる危険もある、まさに冒険。でも、自分に何がおきるかを知って、どう生きるか考えて準備することはとても大切です。それが、症状が進むのを遅らせる」

リン自身、診断の衝撃で1年間ひきこもったが、医師や薬、そして仲間との交流に助けられた。

「知識は力。それを、広く伝えたい」

当事者が呼びかけて介護者や家族とともに話し合う集いは、カナダでは初めてだ。リンたち本人は、事実から目をそむけず、認めて公表し、偏見と闘ってきた。

会では、当事者が、自分が壊れていく恐怖や不安を語りながら、どう備えるか話し合った。ブレンダ（59）は家族への愛情を歌にして残すことを決め、ケアスタッフと協力して「もうひとつの記憶」という歌のテープをつくった。病状が進むと、いずれは自分のことがわからなくなったり、家族を苦しめることを言うかもしれないからだ。

「♪私の記憶が消えても、私の愛が消えた訳ではない～♪」

歌声が会場に流れると、同じ病のスコットは家族と抱き合った。ビデオや文章で残す、後見人を決める方法も紹介した。

圧倒されたのは、「私たちはまだここにいます」というタイトルの劇だ。病状が進むとどうなるのか。「妄想」や行動、無念の思いをつぶさに描き、家族の怒りや葛藤をへて「初めて心から抱きしめ合う」までを1

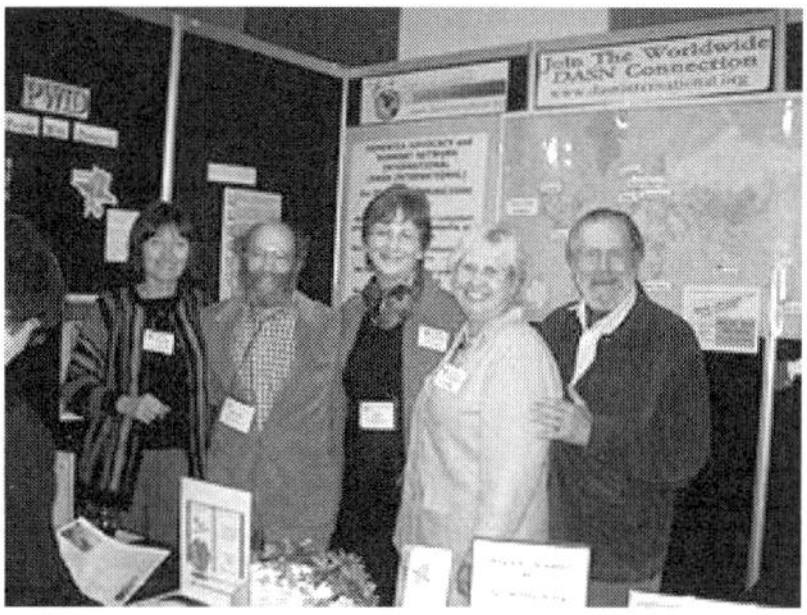

国際アルツハイマー病協会・ニュージーランド国際会議に参加したDASNIのメンバー。リンは中央。向かって左はクリスティーンとモリス。01年、クライストチャーチで。＝DASNI提供

時間の劇で上演した。舞台を、リン、ブレンダ、マリリン、スコット……当事者も家族と見つめている。泣き、笑いころげ、抱き合う。どこか、ほっと体がゆるむようなこの場の空気。哀しみがあるのに、なぜ、こんなにつきぬけるように明るいのだろう。これが勇気の力なのか。

人生は恐れを知らぬ冒険か無か。ヘレン・ケラーの言葉を思い出した。

■始めたら死ぬまで終わらない

集いのあと、リンが、「マリリンと昨日、私たちやヘレン・ケラーの冒険について話し合ったの。彼女の意見を聞いてみない?」と誘ってくれた。マリリン(59)は、京都の国際会議でも話した女性だ。「皮膚の衰えは目で見てわかるけれど、脳の衰えはわからない」「お元気そうですね」と言うのはやめてほしいと話したのが印象的だった。ホテルのリンの部屋で、二人は、ベッドに足をのばして座った。

リンが、マリリンに「話して」とうながすと、「あらっ、忘れちゃったわ」。マリリンが思い出せないと言って、顔をくもらせた。リンも一瞬絶句したけれど、思い直したように「じゃあ、もう一度いっしょに考えましょうよ」。

マリリンがうなずき、少し間をおいて話し始めた。

「冒険ねえ。たとえば、極地に犬ぞりで行くとか登山とか、ナイアガラの滝に飛び込むとか。その冒険は、一度きりのことよね。でも、私たちの冒険は、始めたら一生続くわ。自分で選んで挑むのではなく、あちらから来ちゃった。これは、ヘレン・ケラーも同じよね」

「ヘレンは、あの状況で生き続けるということ自体が、冒険ね」

悪いことばかりではない。診断されてから、「いまを深く味わえるようになったわ」。花や夕日の美しさ、鳥のさえずり、雲、空。これまでになくその存在を感じられるようになった。失ったものの大きさを哀しみながら、二人はしみじみと言った。

「いまの自分の方が好きだわ」

「劇を観て泣いたけれど、いやな涙じゃないのよ」

「ビタースウィート、ほろ苦い」

現実を観るのはつらいけれど、自分たちが話した実体験が劇に生かされ、役に立ててよかったと言った。

■障害は人生の終わりではない

リンの主治医のシェルダンさん（48）は、この日の集いでも講演した。リンの冒険にまきこまれ、応援する一人でもある。

「最初に会ったとき、リンはアパシーでした。無気力。何もできない。これが人生でもっとも恐ろしいもののひとつです」

リンが、人前で講演するなんて想像もできなかった。

「公表は、リスクを伴う。リンは『病気じゃない』と言う人もいます。リンの活動が魅力的なのは、彼女の冒険が、人々や社会を変えることだからです。ヘレン・ケラーと状況は違うけれど、同じように、障害は人生の終わりじゃない、と人々に希望を与えている。世界中をめぐって、認知症を再認識させている。活動をすること自体リンにとってもいいんですよ」

と言った。リンは、自分が元気に見えるのは、9種類の薬を飲んでいるからだという。この処方を薬学博士でもあるシェルダン医師が担当している。抗認知症薬のほか、精神安定剤、パーキンソン病の兆候もあり「足が重い。セメントが固まっていくなかを歩くようで、いつか動けなくなるとの恐怖がある」。表情も乏しくなってきた。この1週間で7キロもやせた。

リンは自宅のある西海岸のバンクーバーへ帰った。私はその前に、トロントからナイアガラの滝へ足をのばした。ヘレン・ケラーが昔訪ねた記録がある。リンとヘレンをつなぐ何かに出会えそうな気がしたからだ。トロント空港からバスで1時間半から2時間ほどの距離だった。

■36歳で知ったヘレンの言葉

リンが、ヘレン・ケラーを知ったのは12歳のとき、母に勧められて伝記を読んだのがきっかけだった。ヘレンがナイアガラの滝を訪れたのと同じ12歳だ。ヘレンの言葉を知るのはずっと後だ。その24年後、36歳のとき、友人のティキ（44）から贈られたカードで初めて見た。

私はリンとバンクーバーで落ち合い、西海岸のバンクーバー島に暮らすティキを島へ訪ねた。フェリーで1時間半。ナイアガラでは遥か彼方に紙くずのように見えたカモメが、ここでは目があいそうなほど近くて驚いた。

ティキとリンが出会ったのは25年前。トロントの病院の救急治療室でだった。新任看護師のティキにとって、リンは5歳上の怖い先輩だった。1年後、リンが初めてお茶にさそって話した二人は、20分で一生の友になると確信した。

14年勤めた後、リンは突然メキシコへ行くと言い出した。

「危険よ！」

言葉もできず収入のあてもないのに「行く」というリンに猛反対したが、決心は変わらない。

2日後、ティキは何げなく入った店で、一枚のカードを手にとった。表紙には「人生は恐れを知らぬ冒険か無か……。ヘレン・ケラー」と書かれていた。「このカードを見て、なぜかリンを応援しようと思ったのね」とティキ。１００種類以上並ぶカードの波のなかから偶然引き寄せられた一枚。ティキは「結果がわからないものに賭ける、それが冒険」だと思った。

リンは、ヘレンが駆け落ちを考えたのと同じ36歳だった。人生でただ一度、ヘレンが恋に落ちた相手は10歳年下のピーターだった。決行日も決めたが、果たせなかった。ヘレンは、「短命に終わった恋は、暗い海に浮かんだ歓喜の小島として私の生涯にいつまでも残るでしょう」と書き残している。

周りの反対を押し切って、結局、リンはメキシコに行き、勤めた医療機器会社で大活躍する。だが、メキシコへの冒険にのりだしたとき「実は認知症の世界に足を踏み入れていたと思う」とリンは振り返る。自分の住所や電話番号が覚えられず、料理もできなくなった。感情を抑え切れずに大声で泣き、怒り、ついに仕事もできなくなった。

99年、前頭側頭型の初期と診断されて退社し、仕事もやめてバンクーバーで両親と暮らし始めた。そのお宅を訪ねた。

リンの父親は21歳のとき、戦争ですべてを失ったポーランドからたった一人カナダへ移民としてやってきた。「それも冒険。でも一番冒険だと思うのは、家族を大切に守ることだと思うよ」。実直な職人気質。リンは診断されて間もなく、うつ状態でひきこもっていたとき、つい、いらだって、耳が少し遠くなった父に大きな声を上げたこともある。これまで家庭で使ったことのないような汚い言葉を言い放って両親を悲しませた。

母親は「ネットや電話に釘づけ。仕事をしすぎるのが心配だけど、やりすぎよと注意すると、もっとやるから、ただ見守るだけ」と言った。父は「自分を生かし、人も生かす」を信条に、母は10年前にがんになって以来「今を楽しむ」がモットーだと教えてくれた。

■ハリネズミが竜に

リンといっしょに、バンクーバーのアルツハイマー病協会を訪ねた。入り口には、わすれな草の大きなポスターが飾ってある。この花は、アルツハイマー病協会のシンボルだ。月に2度、初期の人のためのサポートグループの集いが開かれている。リンが呼びかけて3年前に生まれ、メンバーは9人。なごやかにおしゃべりが始まった。

アルツハイマーの女性（61）は、

「ここへ来て一人じゃないってわかったのよ。前はハリネズミ。家にひきこもって、話すのは家族だけだった。いまでは火をふく竜のようにおしゃべりになったわ。リンのおかげよ。彼女は出会ったころは馬車馬。いまは世界へ飛び出してペガサスね。私自身も冒険を生きてると思うわ」とほほえんだ。

早期診断、薬、サポートグループ、この力が大きい。みんなよく笑っていた。

「笑うのはいいわ。前は病気になって、できなくなって、そのことを笑われる気がした。でも自分たちで（自分を）笑うのはいいわよ」

そして、知識の力も。会では、新しい治療薬の臨床試験など最新の話も出ていた。

3年前の発足当初は場所がなくて、病院の食堂のはしっこを使った。だが、いまこうした会が各地に広がる。

■意思を伝えられなくなった時のために

リンは、主治医のシェルダン医師に「いまの活動をしなければ、あと1年でわからなくなるだろう」と言われた。

いま、リンが最も恐れているのは、自分の意思を自分で言えなくなった時のことだ。そのために、母とティキを後見人にして、経済的なことから万一の場合どこまで医療をうけるか、「痛みをとる最善の努力はするが、不必要な延命措置はしない」こと、貯金が残ったら、おいの学費とアルツハイマー病協会に寄付することも決めている。

「クミコは、準備した？　どうするの？」

リンの15ページにわたる書類を見せてもらいながら、なぜ、私はリンのように準備していないのかと思った。私がリンより先に倒れるかもしれないのに……。リンはティキの娘カイラの「ゴッドマザー」で、ティキに万一のことがあったらカイラを育てる役目だったが、いまは、ティキがリンの後見人として、リンの冒険を支える側だ。

カナダを発つ前日、バンクーバーの街をリンと歩いた。紅葉した落ち葉を踏みしめながら、初恋や離婚、出会いと別れの話をした。

リンがブラスバンドでトロンボーンを吹きたかったのは、好きな男の子がいたから。毎朝練習に通った。なつかしい10代のころ。

「問題は私の方がすぐ上手になってしまったこと……」と笑った。看護師になり、トロントで暮らし、メキシコへ。

リンは「すべて、おきることには意味がある」と言った。

「私が病気になったのも。人々に何かを知らせるためだと思う」

人と人をつなぐこと、アルツハイマーと診断されて戸惑う人を支えることならまだ自分にもできる。

元気に見えるが、けさも7種類の薬をのんできた、という。もう、新しい道順は覚えられない。言葉が出ずに口ごもることが増えた。

それでも、自分を投げ出さずに、わくわく暮らす努力を続ける。部屋に花を絶やさない。笑う。歩く。そして毎晩、バスタブで「明日も、精いっぱい生きられますように」と祈る。

人生は一度きり。生まれてくる時代も場所も選べない。真っ黒な海に、たった一人裸で放り出されるようなものだ。最後は死ぬとわかっている。どんなに愛した人とも、最後は別れなくてはならない。なのに、なぜ人は放り出さずに生きているのか。子どものころから、ずっと、ふしぎに思ってきた。リンは心のなかにふきくる風や嵐を受けとめて日々を生きている。

バンクーバーの空港で別れ際、「さみしいわ」と、私を抱きしめて涙ぐんだ。人生は一度きり。始めたら死ぬまで終わらない。生かされている今を、少しでも楽しく生きることこそ、冒険なのかもしれない。

振り返ると、リンが胸元で小さく手をふっている。笑顔は切なく、雄々しい。

21世紀のヘレン・ケラーがそこにいた。

メモ　ＤＡＳＮＩ（Dementia Advocacy and Support Network International）は、認知症の当事者に「知識と勇気をもち、自尊心と生きる力を取り戻そう」と呼びかけ、01年に発足した。ウェブ（http://www.dasninternational.org）。04年時は会員約２５０人のうち、約80人は当事者だった。ヘレンの言葉への感想を会員に聞くと「人生を楽しめっていうことじゃない？」「気持ちはわかるけれど、一方が『無』というのは疑問」などの返事が集まった。このリンたちのチャットは12年、日本で思わぬ形で広がることになる。

5章 「私、バリバリの認知症です」初の当事者・医師・OTトリオ講座

1 太田正博さん「話すことならまだできる」

2005年、新たな発信をする本人が登場した。04年末、厚労省が「痴呆」を「認知症」に変え、社会に「認知症」という言葉が広がり始めた。

「私、バリバリの認知症です」

05年9月3日。こう講演で語る太田正博さんとの出会いは、衝撃だった。

もし、アルツハイマー病と診断されたら、自分のことをこんなふうにユーモアを交えて人に話せるだろうか。

太田さんは1949年8月7日生まれの「団塊の世代」。当時56歳だった。クリスティーンと同い年だ。

長崎県諫早市で暮らす太田さんは、04年夏に病名を知らされ、翌春から「認知症と明るく生きる」をテーマにした講演を始めた。ユニークなのは、主治医とケアスタッフと3人の、ざっくばらんな座談風「トリオ講座」であることだ。

04年10月、京都で開かれたアルツハイマー病協会国際会議以来、認知症の本人が公の場で思いを語る機会が増えてきたが、準備した原稿を読む人がほとんどで、太田さんのように聴衆の質問にもこたえる「座談」は初めてだった。

なぜ、太田さんにはこんなことができるのか。05年9月、京都で講演を聴いて以来、私は「おっかけ」を始めた。まず、その最初の京都講演会を再現したい。

■元県職員

トリオは太田さん、主治医で長崎市内にある「すがさきクリニック」院長の菅崎弘之さん(43)、太田さんが通う精神科デイケアの作業療法士(OT)で、サポーター代表の上村《うえむら》真紀さん(38)。

太田さんが長崎県の職員を早期退職した05年の4月から県内や大分などで講演し、この日が7回目だった。

「ここに置いた物が、あっという間にどこかへいって。思い出そうとするとドツボにはまる。一度ストップ! と言ってやめ、後で見直すと案外、出てくる」

京都駅前のホールで開かれた講演会は「呆け老人をかかえる家族の会」主催。会場には300人がつめかけた。壇上、右から太田さん、上村さん、菅﨑医師の順に座っている。進行役の菅﨑さんが認知症の医学的定義や基礎知識を説明し、「でも、ご本人の話を聞くのがいちばんいい。まず自己紹介から」と太田さんに話しかけた。

――どんな仕事を、していらしたんですか？

「県の方で仕事をしておったんでございますが、病気を発して。児童相談所の児童相談判定課長をしていました。対馬への単身赴任で、不安定になり、うつ（状態）になった、楽しく生活した方がよかったと思います」

すっきりとしたベージュのジャケット姿でよく通る声。そうと明かさなければ認知症とはわからない。ボタンをきちんととめ、髪は七三にわけている。

続いて、菅﨑さんが上村さんに尋ねる。

――上村さんからみて、どんな人ですか？

「温和な方です。明るい性格で、病気になっても明るく生きたいと言ってらっしゃいます」

ふたたび、太田さんに。

――趣味、楽しみは？

「園芸です。植物とふれ合うと、気持ちがやさしくなる。花が咲いてくれた、いいなあ、ありがとうという気分の私がいます」

■今は中等度

――診断名を主治医はなんと？

「認知症と診断されています」

菅崎さんが「主治医は私です」と、聴衆に話しかけて笑いをとり、「いまの病気の重症度は」と太田さんに尋ねる。

「中等度の障害ときいています」

菅崎さんが、舞台中央の画面にパワーポイントを映し出し、太田さんの経過を説明する。

02年1月　すがさきクリニックを初診。診断は「アルツハイマー型認知症の疑いと　抑うつ状態」

長谷川式認知症スケール↓20／30（30点満点で20点）　軽度認知機能低下　抗うつ剤による薬物治療を始める

3月　精査入院　ＭＲＩ・ＳＰＥＣＴなど

4月　個人作業療法開始（受診時1時間程度、担当上村）

6月　長谷川式26／30　アリセプト開始

03年1月　精神科デイケア参加

04年7月　4者面談開始（太田夫妻、菅崎、上村）↓「告知」・講演活動を提案

05年4月　講演活動開始

説明を聞いていた太田さんが、「デイケアでものすごく元気になれたんです!」と、声を弾ませた。良く響くバリトンだ。

■事実を知らせる「告知」のきっかけ

太田さんは福井県小浜市出身。日本福祉大学を卒業し、長崎県で長年、福祉の仕事をしてきた。趣味のコーラスは、学生時代には混声合唱団で、職場でも続けていた。

異変は00年。もの忘れが多くなり、翌年には会議の資料がつくれず「つらくて随分へこんだ」。うつ状態から休職中の02年、すがさきクリニックで菅崎さんらと出会い、デイケアや薬で元気になった。当初は、病名を知らされていなかったが、04年夏、車の運転が危なくなったのを機に「若年性アルツハイマー型認知症」と知らされた。

――(菅崎医師)気分の落ち込みを覚えていますか?

「うつ病かと思い始めたそのころ。何もしたくない。寝ていてもいらいらする。こんなのが続いたらたまらんね、と思いました」

――車の運転の問題が出てきて、ここできちんと告知すべきだと思いました。医師が告知できる状況にあるかどうかは、①長い間顔見知りであること、②サポート体勢があること、にかかっています。私一人ではとてもできなかった。運転に危険な実感はありましたか?

「ふつうに車に乗って運転できるもの、との感覚がありました」

――どういう状態か確認するために、上村さんが同乗したんですよね？

上村「怖かったです。30～40分でした。看護師と太田さんの奥様と私の3人が同乗して、みんな青ざめました」

太田さんが横で「私の感覚では25分くらいでした」と言うと、会場にドッと笑いがおきた。

上村「いつも太田さんが図書館に行くルートでした。運転は、認知・判断・操作を一度にしなくてはならず、それが少しずつ、ずれていくと大事故にかかわる。みんな降ろしてもらったときは、グッタリした覚えがあります」

――告知について。太田さんは、絶望的な気になりましたか？

「先生方が躊躇しながらなので、『そんなに気を使わなくていいですから。構えないでください……』と。『私、できることをやりますから』、と。もう少し早く話してもらってもよかったです。モヤモヤした状態、生活はいやで。スキッとした状態で生活したい」

トリオ講演は和やかに続いた。

■話すことならまだできる

いま困っていることやケアへの注文もズバリとやりとりする。

――こんなに話せるのに漢字が書けないんですよね。

「私の名前がもう書けません。書き順もわからず……これは突きつめない。苦しむ必要ないですもん」

物を置き忘れ、計算はできない。視野が狭くなりバスで頭をぶつける。できないことが増え、自分の持っていた物がどんどんなくなるような不安。切なさを語る。会場が聴き入る。

「でも、へこんでてもしかたない。『できることは何かな』と考えたら、話すことなら、自分の思いを届けることならまだできる。できることを前向きにやれたらハリが出る」

上村さんがうなずきながら、聴衆に話した。

「できないことをやって落ち込むよりも、できることを見つけてやる方がズッといい。突きつめて苦しんでいるときは、(私たちスタッフが)ストップ! と声をかけます。いまは、太田さんが自分で自分に『ストップ』と言えるようになりましたもんね」

太田さんが横でうなずいている。認知症になると新たなことは覚えられない、と言われてきたが、太田さんは「学習」している。

■どう援助するか。笑顔の底につらさも

太田さんは妻と老犬ハック(『ハックルベリー・フィン』から名付けた)の3人暮らし。電動機付き自転車(坂道もあるので)、電車、徒歩で週3日デイケアに通う。1年前から1週おきの診察に遅れるようになった。逆算して家を出る時間を決められなくなったからだ。

12時の診察に間に合うには、10時半に自宅を出なくてはならない。毎回その時間に、「自宅を出

てください」と電話をすればよいのか？　本人に尋ねたという。

太田さんは「ああしなさい、こうしなさいと指示されたくない。できることは自分でしたい」ときっぱりこたえた。その思いにそって、上村さんはデイケアの帰りに「明日診察です。家を10時半に出てください」とさりげなくメモを渡す。記憶は、一日はもつことがわかっているので、これで大丈夫。支援は最小限にさりげなく。声がけとメモで遅れなくなった。

――太田さんの気持ち、考えていることをもう少し聞いてみましょう。「あんなふうになりたくない」と（認知症が）いわれるのをどう思いますか。

「だれもがなりうる病気。自分が笑っていたことが自分に返ってくる」「私たちのことを、扱わないでほしい、物のようにね。一生懸命生きたい気持ちをいっぱいもってる、そんなふうに見てほしいです」

■ケアの理念　「徘徊」って言わないで

講演では、菅崎さんが2人に問いかけつつ、40枚のパワーポイントで医療・ケアの姿勢も解説する。

――（菅崎）徘徊と言わないでほしい。意味不明で歩くのではなく、必ず理由がある。不安解消歩行なんです。これならだれもがしますね。

以前から徘徊という表現はいやだ、本人なりの意味がある、と思っていた私は、思わず「その通り！」とつぶやいた。

上村さんは、ケアの理念をこう話した。

「この笑顔の奥にある心の痛み、悔しさ、つらさを推しはかる。それでも笑うことができる強さに敬意をあらわして、笑い続けられるようなケアを届ける。誠実な仲間として接したい」

この言葉に胸が熱くなった。うれしかった。上村さんはただ者じゃないぞ、と思った。そして、この直感は、その後の取材のなかで確信に変わってゆく。

講演は、当日の太田さんの調子や聴衆の雰囲気で変わる。

太田さんがスムーズに話せるように、マイクの調子や配置などを工夫しつつ、あとはありのままに座談を楽しむのが成功の秘訣のようだ。マイクは三つ用意して一人ずつ持つ。一つのマイクを共有すると、マイクを渡す間に太田さんが言いたいことを忘れてしまうからだ、という。なるほど。忘れないように、月に1回程度続ける。携帯電話の音、カメラのフラッシュをひかえるなど、聴衆の協力をえることも大切だ。

講演は「トリオ」だけれど、実は「カルテット」。4人で、もう一人のメンバーは陰で支える太田さんの妻、栄子さんだ。フルタイムで職業をもって働く妻の立場を考えて表に出さないのが太田流で、菅崎さんもその方針を尊重している。

菅崎さんは「認知症の人はこれはできない、と勝手にきめつけないでほしい。生き生きと暮らすために何をどうするか、支える側の力量が問われる」と話した。
「支える側の力量」が新鮮に響いた。

■やさしさとおだやかさ

講演活動が太田さんを元気づけてもいる。京都会場では初めて、「マイウェイ」を歌って拍手に包まれた。「みなさんからパワーをもらいました」と太田さんは笑顔になった。帰り際、90歳近い女性から「頑張って、頑張って」と手を握られた。グループホームの入居者からは「代弁してくれた」と手をつよく握って感謝され、「多くの人に支えてもらっていると実感しています」と太田さんは言った。

この集いを開いた「呆け老人をかかえる家族の会」の高見国生代表理事は「いい支援があれば語れる人が全国に大勢いる。不安や恐怖があっても病をうけとめ、今できることをしたい、社会とつながりたいという思いは他の病気と同じ。人としての思いは変わらないと、深く気づかされる。本人の思いを知ることなしに認知症はわからず、ケアはできない」と話した。

終了後、別室で記者会見をした。

太田さんは「できることは何かなと考える。前向きに。前向きにやれたらハリが出る。元気になる」。講演の効果は？　生きがいに？　との質問に「ありますよ。いろんな人に会うでしょう」とこたえた。

「おだやかさとやさしさで十分。人をきちんと見てほしい。自分はこれだけしかできない、それなら、これでいいじゃないかと。ケアも、心があればものすごくやさしくなれる。やさしくなれるとものすごく、うれしい」

切ないのに、ふしぎに明るく響いた。自分を受け入れて生きてゆく。できることを精いっぱい自分でしたい、それがトリオでの講演。これまでとは違う、新たな段階に入ったと感じた。なぜ、こんなことが太田さんにはできるのか、この日が特別だったのか？　もっと知りたくて、太田さんが「ものすごく元気になった」というデイケアを訪ねることにした。

2　デイケアは人間温泉

05年10月27日、午前10時、すがさきクリニックが運営する精神科デイケア「それいゆ」を訪ねた。長崎市の中心地、銅座町。路面電車の停留所のすぐ前のビルの3階だ。角の果物屋さんには、みかんやりんご、季節の野菜も並べられ、路地を入ると市場につながり、生活感のある街の空気が心地よい。

ビルの1階が銅座郵便局。その4階にすがさきクリニックがあり、3階がデイケアだ。五つのテーブルに利用者3〜5人とスタッフが分かれて座っている。スタッフは作業療法士の上村さんほか、看護師など計7人だ。

■午前中は、右脳トレーニング

「おはようございます」

スタッフが、「まず、今日の日にちを確認しましょう」と声をかけると、すかさず利用者の男性が言った。

「大正!」

大きな声に、「またぁ」「ほほお」と笑いがおきた。

午前中は「右脳のトレーニング」を始める。

プリントを全員に配る。

A4判の紙に、「あ」から「ん」までが、ばらばらに書いてある。鉛筆を手に順番に探して、チェックする。次に、「1」から「100」まで、散らばっている数字を順に探してゆく。太田さんのグループに私も入れてもらった。

「1」「2」……とすすむ。だんだん見つけにくくなって、29がなかなか見つからない。

「ないなあ」

つぶやく太田さんに、上村さんが横から言った。

「なかこたぁ、なかばい……」

プリントをのぞき込んで、「右下」とヒントを出した。

「……右下と言われてもわからん、どこに隠しとったん？　見えんなあ。くそっ、おっっっ、あった！」

上村さんが、「あったね」と相づちをうつ。私も、ほっとした。

30……50とすすみ、見つからないと、「お～い、出ておいで」「見えんねえ」。

上村さんは、ヒントを出すときと、言わずに待つときといろいろだ。

同じテーブルの男性のすすみ具合も見ながら、対応しているように見えた。

太田さんが悪戦苦闘するそばで、私は、どうしたらいいのか。もちろんヒントを出すなんて出過ぎたことをしてはいけないし、でも、応援したい。

92番は、太田さんの目の前にあるのに、紙の左端から右へ数字をチェックしながら、その横を通っても気づかない。数字を探す鉛筆の先を追いながら、太田さんの大変さを思った。

上村さんが「視野が狭くなってるんですね。見えているようで見えない。右下とか言ってもわかりにくいんですよ」と説明してくれる。そばでこの言葉を聞いた太田さんは、どんな気持ちがしているのかなあ、数字に熱中していると、気にならないのか。そんなことを考えて、私はまた、緊張した。

太田さんが、こんなに苦労しているとは知らなかった。京都のあのトリオ講演からは想像できない。人が何かをできなくて困っているのに、手助けせずにそばにいるのはつらい。この場に、いさせてもらうことのありがたさを改めて思った。そうこうしているうちに、各テーブルでそれぞれが課題を終えた。

■掛け合いに笑い

次は、最後に「す」のつく言葉を全員で考える。思いついた人から声をあげる。

「ボス」

太田さんが真っ先に言った。

「ほー」。ちょっとした歓声のあと、次々に声があがる。

「酢」

「ぽんス」

「そりゃ、ぽんズやなかねっ!」で笑いがおきる。

「テラス」

太田さんが言うと、きょう初参加で同じテーブルのホンダさん(仮名)が「偉いっ!」と合いの手を入れて、「コスモス」と大きく言った。

太田さんが「カラス」。

ホンダさんが「ガラス」。

ほほう、やるねえ、というようにスタッフがにこやかにうなずく。

「おたんこなす」

隣のテーブルでだれかが言うと、また笑いが広がる。

スタッフが「パラダイス」。

ホンダさんが「ああ、若い人はよかねえ」と、にこにこしている。

園芸が趣味の太田さんは「花ならコスモス、ラナンキュラス」。

「ミスユニバース」

別のテーブルから声があがると、だれかが、すかさず、

「ブスッ」

「ごっつあんでス」

みんなよく笑う。私もつられて笑い転げた。

このあと、「お祭りの出店で食べるもの」のテーマで、「りんごあめ」「イカ焼き」「おでん」とテーブルごとに書き出した。

「話しかけてあげるといいのにね」

太田さんが、別のテーブルにいる年配の女性を見てつぶやいた。通い始めて日の浅い「新入りさん」が、みんなの輪に入りたそうなのに、戸惑っているのが目にとまったようだ。自分のことで精いっぱいではなく、デイケアの参加者のようすに太田さんは気を配っていた。

■太田さんに会えて幸せばい

この日初参加のホンダさんは、ゲームが終わると太田さんにあふれるように話し始めた。

「2年間つらかったあ。デイサービスに行っとったけんね。私、逃げてきた。来とるのは80～90歳の人で、話が合わ～ん。みんな、何のために通っとるかわからん人たちで。お母さんにも言われんし。お母さん、働いとるけんね」

お母さんとは妻のことらしい。

そのデイサービスでは、午前中はまずお風呂に入る。本人はリハビリをしたいがそのメニューはなく、利用者同士でおしゃべりすることもなかった、という。65歳のホンダさんにとっては親ほどの世代が多くて溶け込めず、うつ状態になったと言った。

太田さんが嘆いた。

「ケアする人が、どれだけ見てるかが、ポイントでしょう。うつは、早く発見することが大切なのにね。何万人もいるでしょ。国が、何か、対策を考えてやらんといかんのにね。いまは、（人間を）使って、使って、ポイッと捨てるでしょう」

「うれしかったよぉ、（太田さんを）テレビで見て」

ホンダさんは、太田さんが元気にデイケアに通っているようすを地元のテレビでたまたま見て、このデイケアにたどり着いた。

「私と同じ病気やのに、あ～元気になっとんね、何でこんなに元気になったんやろ、テレビの画面見て思うたもんねえ。涙出たもんねえ……」

ホンダさんは何度も繰り返した。

「私は幸せばい。この人に出会って」

「専門家がケアしないといけないのに。そのデイサービスは何しに行く所なのか」

太田さんはデイサービスの話にため息をつき、思い返すように言った。

「私も2年間長かったですねえ。その分、見つめる時間があったけれど」

病名を知らされるまでのつらかった日々を思い出したらしい。

「つらいばいねえ、太田さん。私もいっしょばい。つらかったけど乗り越えてきたけんね」。今度は、ホンダさんが太田さんを励ますように見つめる。

「隠しても何もいいことない。もうできん、具合が悪い……思ってるものを全部はき出すことができるといい。はき出すと、気分が楽になる」

たまってしまうのを、ためない――太田さんがホンダさんにつぶやいた。

「できなくなってくることが多くて、計算もね。でも与えられた運命やから、嘆くことはない。人をうらやむとか、悔やむとかしても、何もならないしね」

しみじみとした響きは、太田さんが自分に言い聞かせているようにも聞こえた。

■きちっと見て、声をかける

今日はただ、この空間に浸っていよう、質問は控えて、と思っていたけれど、少し太田さんに尋ねてみた。

——気持ちを吐き出すのを助けるには、どうしたらいいんでしょうか。

「ポンと肩をたたく。『大丈夫ね？』っと、声をかける。そういうこと、ちょっとしたことが、大切なんです」

なるほど。太田さんの答えは実感がこもっている。

「できることをしたい。できること、人と話ができること。やさしさとおだやかさ。いい言葉でしょ？」

——「やさしさとおだやかさ」。そうできるといいですよね。どうしたらそうできますか。

「どんな人にも、きちっとかかわる。相手のようすを、きちっと見る。『お手伝いすることありますか、あったら言うてね』とね」

〈きちっとかかわる。見る〉。なるほどと思った。

——講演をして、よかったことは何ですか？

「京都でもおばあさんが手を離さないで、『頑張ってくださいね、よかったよかった』って涙うるうる……。『よく言ってくれた、自分の言いたいことを』という感じですね」

太田さんは講演で、「私たちを、扱わないでほしい、物のようにね。一生懸命生きたい気持ちをいっぱいもってる、そんなふうに見てほしい」と語った。太田さんは「物のように扱われた」と感じたことがあったのだろう。そんな経験をした太田さんの言葉だからこそ、彼女の胸に響いた。

――「痴呆症」を「認知症」という呼び方に厚労省が変えたんですが、どう思われますか。

「言葉だけ変えてどうすんの、何の意味もない。ケアの内容を変えないと。気持ちをとらえてない。何やと思てるんや」

すぐ、きっぱりとこたえた。さっき聞いたばかりのホンダさんが通っていたデイサービスの対応を思い出してのことだろうか。

「いいなあ、これから何でもできるでしょう?」

ふっと、太田さんが私に言った。

このところ体調が悪く落ち込んでいた私は、つい「そうでしょうか……。不安です」と思うままこたえた。

「大丈夫ですよ、いいものたくさん、たくさんもってる、できますよ、できますって」。太田さんが励ましてくれると、横からホンダさんが笑った。

「私たちに言われたら、重みが増すでしょ」

絶妙のつっこみに、3人で思わず吹き出した。このときの場のあたたかさ、ありがたさを、私は何度も思い出すことになる。

■集団の力　御大《おんたい》の言葉

太田さんは「いま、いろんな方にかかわっていただいて幸せ。こんなに幸せでいいのかなと思う」と話す。最初から元気に講演できたわけではない。社会とつながりたいと願って、初めに挑戦した配食ボランティアは、道に迷って挫折した。

「私の宝物」という、このデイケアで変わった。最初は、戸惑った。ある日、通称「御大」の86歳の女性が言った。

「笑っても1日、泣いても1日。どうせならブツブツ言わんと、笑っとった方がましやろもん」

「息子にボケって言われたっ、なんね、ボケの花はきれいたいって言い返してやったばい」

戦火、原爆を生き抜いてきた「バーちゃんパワー」にふっと心がほどけた。

「思い直したんですね。こんなことしてていいのかって」

人生には終わりがあること、老い、いつか自分のこともわからなくなる日を覚悟した。いまの自分に、いったい何ができるか……。

もう、自分の名前が書けない、計算ができない、時間がよくわからない。運転はあきらめた。できないことがどんどん増え、もたつく自分。おろおろする自分が情けない。持っている物がどんどんなくなるような不安、自分が壊れていく、挫折感。でも……。まだ、話すことなら、思いを語ることならまだできる。

会場で多くの人に励まされると元気が出る。谷底へ沈むような悪循環から、人々とつながり、元気を届け合う好循環へ。家族や仲間、聴衆に励まされて、「忘れたっていいさ」と言えるようになった。できないことを数えあげるのではなく、きょう、いま、できることを精いっぱい。太田さんは何度もそう言った。

なぜ、そんなに前向きになれるんですか。

「私はまだ恵まれているんです。デイケアの仲間で言葉が出にくくなった人もいる。どんなにもどかしいだろう。その人たちの分も、やらんば、ね」

午後は革細工もする。本格的だ。80歳の手習いで打ち込む姿に見とれる。「色がよかねえ」。ほめ、完成を喜び合う。やさしい言葉にほろっとくる。「消費税は上がるやろねえ」。雑談し、また、笑う。太田さんはいまも、一人でいるとふっと不安になる。デイケアに来ると、ほっとする。同じ境遇を、きょうを精いっぱい生きようとする人たちに出会うからだ。つられて笑い、励まされる。病や老いの切なさを抱えた人たちが、笑っている。仲間がいる。

病気になって「新しい自分になった」という。「新しい自分」は太田さんならでは。脳の活性化トレーニングをしたり、歌ったり。「干支は何?」「ブタっ!」。「そうね、ブタね」。ギャグで場がはじける。

3　「余計なものは、もういらない」「泣いてる場合じゃない」

■「やさしくすればいいんだ」

ともに過ごす側は、どんな思いでいるのだろう。

上村さんに「太田さんの状態が悪くなってくると、つらくないですか」と尋ねた。「泣いてる場合じゃない。一番つらいのは太田さん。私は泣いてないでどうやったらいいか、できることを考えないと」と言った。

上村さんにとって、医師の小澤勲さんとの出会いが大きいと教えてくれた。

認知症ケアで知られる精神科医で、04年、クリスティーンが来日した国際会議でも発言し、彼女が最も信頼する医師の一人だろう。菅崎院長も師と仰ぐ。そのつながりに驚いた。

デイケアを立ち上げてくれないか、と菅崎院長から言われて迷っていたとき、小澤さんが長崎に講演でやってきた。相談すると「認知症の人のデイケアは簡単ですよ。やさしくすればいいんだから。（上村さんが）精神障害の人の社会復帰を支えてきたことを思えば、ずっとやさしい」と言った。何度も「やさしくすればいいんだから」と――。

そのとき、「そうかあ、やさしくすればいいんだ」と上村さんは思ったという。

この「やさしく」が実は、いかに深いことか、のちに上村さんは痛感することになる。

若年性認知症については、「5年で死に至る」などと書いた本もあった。そして約1年後、小澤医師がまた講演にやってきた。

小澤さんに「太田さんはいろんなことができたのに、字も書けん、日にちもわからん……。いろんなことができたのにできなくなって。私は太田さんのために何もできない……」と話しているうちに、泣いてしまった。

小澤さんは、うん、うん……と相づちをうって、ただ、じっと聴いてくれた。

上村さんはあふれるように泣いて話し続けているうちに、ふっと気づいた。

「ああそうかあ〜。バカだなあ！　私が泣いててもしかたない。本当につらいのは太田さん。私じゃないな」と――。

私がすべきことは、泣くことではなく、太田さんのために何ができるか考えて実行すること。そう思ってから、上村さんは泣かなくなった。

上村さんが泣かなくなると、太田さんが泣いた。

デイケアの控え室で、太田さんは上村さんに「くやしい」と言った。

「くやしかよねえ」

「はがいかあ。何であんなふうに言われんといかんの。みんなが持っていく。だれかが持っていく」と怒ることもあった。

そんなことがあって、いまがあるのだ。

上村さんは、太田さんが「お世話されるのはいやだ」と言ったのが心に残っている。

「お世話されるだけの場所ではだめ。私たちはお世話しているとは思っていない。この人に会えてよかったあ！　と思ってやっている」

■人間温泉

ここは「人間温泉」だ。この体のゆるむ温泉にずっと浸かっていたいような、ほっとする空間だった。

最初、太田さんは私に「かまえないで。自然にしてたらいいですよ」と言ってくれた。太田さんは私の緊張を察してくれたのだ。

何でも言い合える関係の安心感、太田さんは仲間やスタッフに支えられ、上村さんも「こちらも包まれている気持ちがする」と言った。それが誇張ではなく、すっと胸に落ちた。

11月9日。もう一度このデイケアを訪ねた。この日は歌をハモって幸せそうだった。帰りは長崎駅まで太田さんの道案内でいっしょに歩いた。帰り道、太田さんは「以前の職場の上司に、この講演の仕事をする運命だったんだと言われて、そうだったのかと気持ちが楽になったんです。コーラスも、福祉の仕事も、このことに通じている」と話してくれた。

駅まで来て、私は別れがたくて思わず切符を買った。ホームで電車を待つうちに太田さんが言った。

「生井さん、キラキラしててくださいよ。自信をもって。大丈夫、できますよ」

太田さんは私の「ありのままを伝えたいけれど、できるだろうか」という心細さをお見通しのようだった。人生の先輩からの励ましの言葉——。彼の前では何も飾ることはない。ありのままでいられる。ふしぎなあたたかさを感じていた。

「デイケア人間温泉」という場と人々との出会いがあって、そして太田さんだからこそトリオ講演がある。そう実感してようやく記事を書いた。京都で最初に講演をきいてから2カ月が過ぎていた。

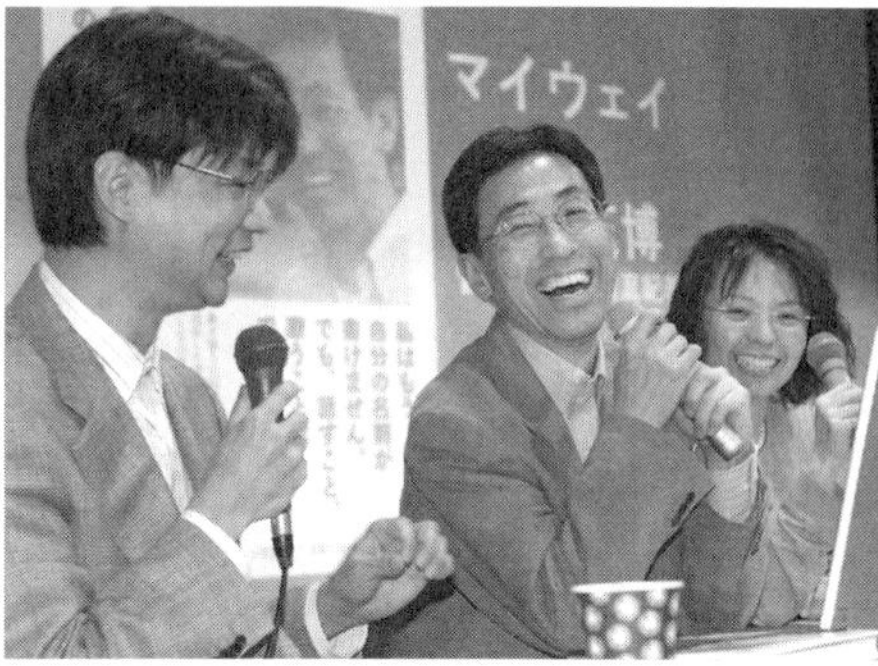

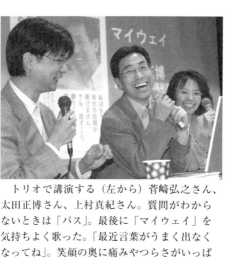

トリオで講演する（左から）菅﨑弘之さん、太田正博さん、上村真紀さん。質問がわからないときは「パス」。最後に「マイウェイ」を気持ちよく歌った。「最近言葉がうまく出なくなってね」。笑顔の奥に痛みやつらさがいっぱいある＝07年３月17日、名古屋市で。

■言葉が出てこない／余計なものはもういらない

その後も、おっかけを続けた。講演は6回以上きいた。

07年3月、名古屋市での講演会。「私は、アルツハイマーでございます」。あの柔らかく響く声は変わらない。２００人のヘルパーや医師たちが聴き入る、「あーしろ、こうしろと言わないで、できることを奪わないで」。いつものユーモアを交えて語る。

「トリオ」の基本は変わらない。質問がわからないときは「パス」。時に十八番の「マイウェイ」を。本も出し、好評だ。

だが、どうも「意欲が出てこない」というのが気になった。

洋服の前後ろをまちがうようになっていた。06年夏、脳の検査をしたらスカスカになっていた。

菅﨑さんたちは太田さんの一番いいときの講演会をビデオにした。「最近、言葉がうまく出てこなくてね」。太田さんのこんなつぶやきもきいた。

帰りのタクシーの中で、太田さんの人生に最も影響を与えたのはだれですか？　と聞くと「？」との反応。質問を変えて「キーパーソンは？」と尋ねると即答した。

「それは上村さん。助けを求めるのはとても勇気がいる。助けてと言うのはね」

それが、上村さんには言えた。

「駅で方向がわからずに困ったとき、『どうしたらいい？』と聞くと『立ち止まったらいい』って」

——彼女はなぜ、あんなにすごいのか。

「『へたれだから』って言ってた。へたれって、へこたれるとかいう意味」

以前上村さんが自分は不器用で、うまくできないからいいのかもしれない、と話していたことを思い出した。

上村さんの胸に残る、太田さんの言葉——「余計なものは、もういらない」「何でもかんでも取り入れる必要はない。私はこれとこれだけ」「やれる分をしっかりやって……できることだけは自分でします」

「04年夏、告知を受けたときの太田さんの言葉です。とてもシンプルな生き方。そして、理性を感じる」と上村さんは言う。「認知症は理性を失って、その人の真の姿を露わにするといわれます」。身ぐるみはがされて、惨めな姿をさらけ出す、そんなイメージだろうか。だから人々は、認知症を恐れるのかもしれない。

「でも太田語録は、認知症が、彼を飲み込もうとしている今でも健在です。そして、彼が好きなデイケア『それいゆ』の仲間たちも同じように理性的です。こころを開けっぴろげにして、彼といっしょに、ゲラゲラ笑います。理性あふれる笑いです」

「余計なものは、もういらない」

こんなふうに言えるなんて、こんなふうに笑えるなんて、なんて素敵なことだろう。

■けいれんなど変調

12年、ＮＨＫテレビで太田さんのその後を追った番組に衝撃を受けた。

10年にけいれんなどを起こし変調をきたしていた。早期診断され、自分が認知症であることを知った上で、何ができるかどんな人生を生きるか、模索してきた。どんな支援が必要かも気づかせてくれた。太田さんは食事も歯磨きも移動も、全介助になっていた。妻の栄子さんが介護をしていた。診断から10年、入院を機に不安定になり、退院後も一時、新たなデイサービスとギクシャクした。

太田さんが鋭いまなざしでカメラを見つめる場面もあった。これまで見たことのない険しく、怒りにふるえているような顔だ。

だが上村さんはそれを見て「関係をもとうとしている」と言った。そこに希望がある。この受け止めは上村さんならでは、ではないか。太田さんは人間温泉の「それいゆ」には通えなくなり、上村さんも08年冬には退職していた。だが、上村さんは個人的に、太田さんの自宅にときおり通っていた。上村さんは言った。

「(あの映像は)ケアへの拒絶かもしれないけれど、人を拒絶しているのではない。太田さんはまっすぐに、こちらを見ているでしょ? SOSを出している。太田さんは、助けてほしいと言っているとしか、私には見えない」

■「死にたくない!」 七夕の太田さん

12年7月7日、長崎県諫早市の自宅に、太田さんを訪ねた。この日、上村さんが太田さん宅を訪ねると聞いたからだ。5年4カ月ぶりに会うのに、少し緊張した。

太田さんは車いすに座って、リビングのテーブルに向かっていた。すでに着いていた上村さんもいる。テーブルにはケーキが八つ入った大きな箱がある。

向き合って、あいさつする。

「太田さんに、いろいろと励ましていただいた、生井です」

横から、上村さんが、

「太田さん、ハゲ増していただいたそうですよ。ハ・ゲ・増・し・て！」

上村さんのだじゃれを察知して、太田さんが「ハハハ」と声を立てて笑った。

確かに、少しおでこの生え際が後退している。でも髪の量はたっぷりでフサフサしている。思ったより元気そうでほっとした。言葉は出にくいが、こちらの言っていることは伝わっているようだ。

「♪泣き笑いして我がピエロ〜♪」。栄子さんが口ずさむと、太田さんが合わせて小さくハミングした。昔、合唱団にいたころ、よく歌った曲だ。二人の静かな合唱に聴き入った。

どんな嵐のなかでも「じいじ、大好き」の孫のしおりちゃんがいてくれる。

栄子さんに「太田さんから『殺してくれ……』と言われたことがあるんですね」と尋ねると、うなずいて、「そうなんですよ。でも私は、『殺人犯にはなりたくない』って、言ったんです」。

「太田さん、今はどうですか」と目を見る。

「死にたくない」と、はっきりこたえた。

そして、ときおり見せてくれるあの笑顔。私は久々に訪ねてよかった、と安堵した。太田さんの存在の核は変わっていない、と実感した。

上村さんが、「太田さんはＳＯＳを出している。人を求めている」と言ったのを思い出した。

私が太田さんに希望を感じるのは、なぜなのか。

太田さんの存在の核が変わっていないからか……。なお生きる意思をご本人がもっているからか。

ユーモアのある、あの穏やかさに変わりないからか……。

そうなんだけれども、私がそう感じるのは、太田さん自身が、人や自分に絶望せずに、そのつながりになお、希望をもっているからなんだ、と改めて気づかされた。

助けて、と発信できることはすごいことだと思った。

妻の栄子さんは、検査入院のときに「入院」と正直に言わずに、結果的にだまして入院させてしまったことに夫の怒りが爆発した、と話した。それは申し訳なく思いながらも、栄子さんにとってはしかたのないことでもあった。そして、いまの暮らしを、こう言った。

「不便なことも多いけれど、不幸だとは思わないんです。いまの方が心が通じていてむしろ満たされている。認知症になってなかったら、相手に求めることばかりがこうじて、もしかしたら離婚、ということだってあったかもしれない」

そして、穏やかな表情で太田さんを見つめた。

6章 「仲間がふえて素晴らしい人生になった」エポック！ 初の当事者座談

２０１２年は、エポックだった。

これまで、認知症の本人が講演やスピーチで失敗しないように周囲は慎重にことを運んできた。

だが、ハプニングを恐れず、本人たちだけの「初の当事者座談」をやってみよう！ と踏み出した。

みんなでハラハラした結果は？ それは、クリスティーンの来日講演の日におきた。

1 診断17年 クリスティーン5度目の来日とイネブラー

12年10月28日、「認知症の人に学び、ともに歩む in 東京〜クリスティーン・ブライデン来日講演&リレートーク」（主催・ＮＰＯシルバー総合研究所）が東京で開かれた。

クリスティーンは46歳でアルツハイマー病と診断されて17年になる。来日は5度目。いったいどんな話をしてくれるのだろう。

当日はあいにくの小雨。だが、お台場の東京ファッションタウンビルの大ホールは、クリスティーンに一目会いたい、話を聴きたい、と全国からやってきた人たち800人でいっぱいになった。ポールと手をつないで壇上に現れたクリスティーンは予想以上に元気そうでほっとした。そして、美しさに驚いた。髪は以前よりも少しのびて柔らかな雰囲気。鮮やかなオレンジ色のジャケットが彼女をいっそう輝かせている。

第1部はクリスティーンの講演「私は私になっていく〜認知症とともに生きる〜」だ。

彼女は、今回は日本の友人たちとの再会をしたくて来日しました、と話して関係者に感謝し、ポールが辛抱強く「イネブラー」として支えてくれるとあいさつした。「このイネーブリングという考え方については、またあとでお話ししたいと思います」

イネブラー?

初めて聞いた言葉だ。クリスティーンは新たな段階に入ったのだろうか。

■妖精のきらめき

「まず、私が今、どんな状況か、お話ししましょう」

壇上の大きな画面を背に、クリスティーンの少し低めの静かな声が会場に響く。

「思考はつかの間！　妖精のきらめきのようです。ふっと浮かんだかと思うと、思考は、ねばねばした頭のなかに吸い込まれ、あとかたもなく消えてゆきます」

彼女はひとこと、ひとこと噛みしめるようにゆっくりと、日々の暮らしを話し始めた。

朝、目がさめると二人分の紅茶を入れる。飲みながらポールが1日の予定を話してくれ、台所の掲示板に今日どこへ行くのか書いてある。ここが記憶センターで、見ないとすぐに忘れてしまう。

今、ふっと思いついたことを言葉にしようとした瞬間、消えてしまう。

「思いついたことは忘れないうちに書かなくては！ と大きな声を出して繰り返し、掲示板に走って行って書きます。大事なことはあとで思い出すだろう、と思っても無駄、永遠に思い出せない。このことは私をとても不安にさせます。はっきりと話すことも難しくもどかしい。ポールでさえ、私が何を言おうとしているのかわからないこともあります」

クリスティーンに初めて会ったのは04年9月、ブリスベンの自宅に訪ねたときだ（2章）。その後も06年10月、京都で開かれた認知症の「本人会議」のために来日したときもインタビューしたけれど、当時よりも暮らしの大変さは増しているようだ。クリスティーンが忘れないように大声を出して掲示板に走るとは。その姿を想像すると、胸が痛む。会場にも緊迫感がひろがる。

■「暴動は　声なき人々の言葉である」

認知症はコミュニケーションの障害といってもいい。そのために心ならずもおこす行動もある。

壇上の画面に、マーティン・ルーサー・キングの言葉が映し出された。

「暴動は　声なき人々の言葉である」(原文はA riot is the language of the unheard.)

「コミュニケーション能力が損なわれてしまう私たち（認知症の人）にとって、このキング牧師の言葉は大いに共感できます」

１９６０年代、米国で黒人差別と闘い公民権運動の先頭に立ったキング牧師の言葉だ。クリスティーンらしい。彼女のメッセージは、認知症の自分たちのことだけではなく、差別と闘ってきた人々の歴史や思いをたぐりよせ、包みこむ。差別をうける側が心ならずもおこす暴動の意味の、普遍性を伝えてくれる。クリスティーンとポールが教えてくれた米国のモリス教授とのわくわくする出会い（2章）と議論、認知症の当事者運動は、公民権や女性差別、障害者の人権運動とつながると位置づけた「智」の豊かさを思い出した。

だが、私がしみじみと思う間もなく、彼女が語り始めた「消えゆく記憶」の話は、切ない。

「記憶は、人生の物語に意味を与えてくれるものだと思いますが、私の記憶は断片的です。人生は物語を失いつつあります。でも、この一瞬一瞬は、より鮮やかに私を包みこむ。友だちがいることも忘れ、今日は何をする日かもわからないので、一人ではすごせない。この食事は食べても大丈夫？　薬は今、飲んだかしら？」

「私の記憶はまっさらなキャンバスです。イネブラーのポールの言葉によって絵が描かれていきます。私はそれを受け入れ、分かち合います」

「一緒に過ごした時間はポールが解説します。今日、今週、おきたことはほとんど忘れるけれど、時おり何か思い出すと、ポールがそれをすくい上げてくれる。順序よく組み立てなおしてくれ、私の人生に意味を見つけ出してくれる。ポールというイネブラーのおかげで過去と未来がつながり、ポールは私の人生に意味をもたらすことを支援してくれている」

ここまでポールに頼り切っているとは思わなかった！

生活は毎日、ストレスと選択肢であふれている。外出先ではポールが案内人だ。

「ウィンドウショッピングは『徘徊』ではない。ポールがいつも前向きでいてくれるので、私がふらりと消えても『徘徊』しているとは決して言わない。いなくなるととても心配するけれど、それを表に出さずに、会えたことを心から喜んでくれます！　携帯電話をそれぞれ握りしめて、手をつないで行きます」

「ポールはイネブラー。私に代わって行動をするケア・ギバー以上です。私が行動できるように支援してくれる。できる限り多くのことを行動できるように、寄り添って、後押ししてくれる。目を合わせ、手をにぎる。寄り添うことを日常的にしてくれていて、ありがたいです」

■患者ではなく、一人の人間です

クリスティーンは「認知症の患者である前に、一人の人間です」と繰り返した。

画面に「生きる意味を探す支援をしてください」の文章と、「緩和ケア　肉体的、感情的、スピリチュアルなニーズ」と書いた円グラフが映し出された。

「スピリチュアルケア」はホスピス・緩和ケアで「霊的」「精神的」ケアなどと訳されてきた。日本ではまだなかなか理解されにくい。現代ホスピスの創始者といわれるシシリー・ソンダースさんを英国のホスピスに訪ねてインタビューしたとき、スピリチュアルケアについて、「人は死を前にして、自分の人生は意味があったのかと苦しむことがある。そのとき、何があっても、話に耳を傾け、ともにすごし、あなたの人生は意味があったのだ、と伝える、それがスピリチュアルケア」と話してくれたことを思い出した。存在の肯定ということだろうか。

「認知症はひとつの贈り物かもしれない。認識という外側の殻をはがされ、その下に守られていた感情もはがされ自由なスピリットで『今』を大切に生きている。病気を抱えた『重荷』でなく、何よりもまず、一人の人間として心を通わせてくれるようにお願いしたいのです」

存在の核が失われるわけではなく、本来の私になってゆく。

クリスティーンの「私は私になっていく」の真骨頂だと感じた。

■スキャン画像の現実

二つの脳の画像が、壇上に大写しになった（次頁）。クリスティーンの脳のＭＲＩ画像が左側に、その隣に、同年代の健康な人の脳を並べたものだ。その違いに会場から息をのむ気配がする。

「これを見ていただければわかると思います！　スキャン画像は私の病気を証明してくれます。私がなぜ日常生活をおくるのにこれだけ苦労するか。それなのに、思い出せずに苦労していると、『私にもよくあることよ』となぜ言うのでしょう？　がんの人に『実は私も〜』と言いますか？　なぜ、認知症の場合だけ、病気と闘い、懸命に生きようとする努力に敬意を払わないのでしょうか？」と問いかけた。確かに、そういう面がある。

「社会の弱者と同様、私たちをどのように受け入れてくれるかにこそ、みなさんの人間性と社会の成熟の尺度があるように思います。私たちは、声をあげるための支援と後押しを必要としています」

クリスティーンの画像は、人間の可能性を示す1枚だ。脳の状態だけを見れば「悲惨な重度の認知症」と決めつけられがちだが、クリスティーンのようにポールや周囲の関わりで大きく変わる。認知症と診断されて17年たっても、脳の画像が重度であっても、彼女は生き生きと生きている。何年たっても脳の状態がどうであっても、そこからよりよく生きられる！　と勇気づけられている気がした。

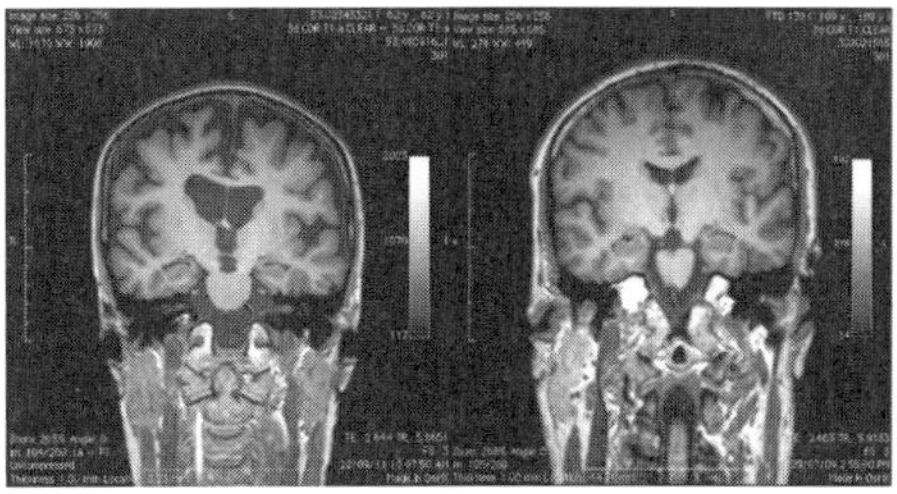

左がクリスティーンの脳の画像、右が同年代の健康な女性の脳、11年９月にオーストラリア神経科学研究所で撮影したMRI画像。クリスティーンのホームページより。

■「ENABLE　US（イネブル　アス）」と繰り返した

イネブルとは、英語のenable（可能にする）。残された能力を最大限引き出し、その人らしく生きることを〝可能〟にしてくれることをさす、クリスティーンの言葉だ。スクリーンに、箇条書きにしたメッセージが映し出された。

◆私たちこそが専門家。私たち当事者ぬきに決めないで

◆患者ではなく、一人ひとり特別な人間として、認知症とともに生きる旅路をあゆむひとりの人間です

◆共感し、苦をともにしてください。支援と理解を必要としています

◆懸命に生きる私たちに寄り添って、応援してください

ＥＮＡＢＬＩＮＧ（イネーブリング）

× ケアを与えること

× 私がやれることを代わりにやってくれること

× ケアの対象物

◯ できなくなってしまったことではなく、まだできることに着目

◯ 日々小さな達成感を得られるよう支援する

「深いところでつながり、この旅路を歩むことをＥＮＡＢＬＥしてください」と結んだ。

2　「オトコ3人仲間」の勇気

第2部は日本の認知症の本人たちによるリレートーク、「わたしたちの希望〜本人からのメッセージ」だ。

03年にクリスティーンが初来日して以来、認知症の本人の声に耳を傾け、本人にしかわからない体験や思いを本人から学ぼうとする人が着実に増えている。「だが一方で」、と司会役の永田久美子さん（認知症介護研究・研修東京センター研究部副部長）が、会場に問いかけた。

「本人の声を聴くのは特別の時だけで、日常のなかでは、本人の声に関心を払わなかったり、声を聴いているつもりではいても、結局は支援する側の見方・考え方・都合で物事を進めてしまい、本人が希望する生活・生き方とはかけ離れた日々の支援になってしまっている……ということがないでしょうか」

時代は大きく変わりつつある。だが、それはどこまで本物か。

「『本人から学ぶ』にとどまらず、『ともに歩んでいく』ために何が大切か、必要か……。それを考えるために、とクリスティーンからバトンを引き継いで国内で語り始めた本人6人が語る『希望』に耳を澄ませよう」と呼びかけた。

6人とは、認知症が取りもつ縁で地域を越えてつながった「オトコ3人仲間」と、福岡県大牟田市の本人同士の会「ぼやき・つぶやき・元気になる会」の3人の仲間だ。

■エポック！　初の当事者3人だけの座談

続いて男性3人が登壇して、席に着いた。

壇上に司会者はなく、当事者3人の座談は初めてだ！

これまで認知症の当事者が公の場で話すときは、家族や介助者と登壇して文章を読んだり司会者の質問に応じたりすることが多かった。それだけでも大変なことだったけれど、今回は当事者3人だけの座談形式だ。

どんなふうに進むんだろう。ハラハラわくわくしながら聴き入った。

舞台向かって左から埼玉県川口市在住の佐藤雅彦さん（54年生まれ）、神奈川県寒川町の中村成《しげ》信《のぶ》さん（50年生まれ）、静岡県富士宮市の佐野光孝さん（48年生まれ）の3人だ。地域を越えて認知症が取りもつ縁でつながった男性3人。ともに50代で、若年性の認知症と診断された、という。実名でメディアの取材にも応じてきた。

会場に静かに流れる曲は、サザンオールスターズの「愛しのエリー」。シゲさんこと中村さんのテーマ曲。やさしいメロディーに表情がゆるむ。

口火をきった佐藤さんは、中学校の数学教員を経てシステムエンジニアに。05年にアルツハイマー型認知症と診断された。51歳だった。「自分で決められるうちに」と退職。これから先どうするか……一時期落ち込み、寝込む。だが認知症の講演会や支援組織の集まりを探しては出かけ、さまざまな人たちと出会いながら自分なりの生活、生きがいを模索してきた。

「困ることもいろいろとあるけれど、できることもたくさんある。今日は認知症の人は何もできない、というのを払拭して帰ってほしいです」

中村さんは、茅ヶ崎市職員として38年間、仕事一筋だった。「サザンビーチちがさき」の命名に尽力し、00年夏、ビーチでのサザンオールスターズのライブ開催に奔走した。行政職員として活躍していたさなかの06年、スーパーで「万引きをした疑い」で逮捕された。まったく覚えがなかった。2週間後、懲戒免職処分。家族とともに受診し、「前頭側頭型認知症」（ピック病）と診断された。「万引きは病気によるもの」として、処分撤回の不服申し立てを市の公平委員会に出す。知人たちが「支える会」をつくり、3年2カ月に及ぶ審理の結果、実質勝訴。処分は停職6カ月に。09年末、自主退職した。

「当時は公務員で市役所の課長。病気のことを知る前に、事件が新聞に載った。私というよりも家族がまいってしまった。最初は地獄のなかの生活でした。記憶障害はそれほど感じない。まず自分でできることを心がけています」

佐藤さんと中村さんは、これまでの講演活動で出会いお互いに「マサさん」「シゲさん」と呼び合う仲。

「マサさんも私も、フェイスブックをやっています。初めて会った人でも、フェイスブックで知り合っているとそんな気がしない。ネットは功罪もあるけれど、いい面を生かしています」

静岡県富士宮市からきた佐野さんは、ガス会社で毎夜残業しながら営業マンとして働いてきた。趣味はバイク、登山。07年に勤務中に上司にまちがいを指摘されるようになって、会社から検査を進められて受診。最初の診断はうつ病だったが、上司は他の病気を疑い、再受診でアルツハイマー型認知症と診断される。58歳だった。会社側にサポート体制がないため仕事は辞めざるを得なかったが、話し合いで60歳まで籍をおき、有給休暇と傷病手当で生活した。テレビで認知症が取り上げられると夫婦で目を背けた。ふさぎ込み、閉じこもるように。だが何とか「働きたい、社会参加したい」と、富士宮市の窓口に相談した。夫婦で一生懸命思いを語ったことから、職員たちが活躍の場を探してくれ、観光案内所でのボランティアや卓球サークル、ギターなど仲間もふえた。

「今は観光案内所での仕事はなくなったけれど、学校などで講演したり、地域の仲間と活動しています」

■記憶にございません……

中村さんが、「佐野さんとの出会いの話をしていい？」と佐野さんにきいて、話し始めた。

「お名前は存じ上げてたんだけど、佐野さんとは今年の5月、高松の講演会で会って。高松城を散歩して、二人で初めていろいろ話をさせていただいた。あのとき、酒を飲み過ぎましたよね？　私の記憶だと昼前からビールを飲んだような……」

佐野さんが、ボソッと言った。

「記憶にないですねえ～」

「えっ、やられましたねえ」

記憶にないことを自分で笑う。佐野さんの思わぬユーモアに会場がわいた。

私も笑ってしまった。だが自分を笑う心境になるまで、どんな苦しみがあったのだろう。異変に気づいたときはどんな思いだったか。その大変さに思い至るのはもっと後のことだ。それにしても、忘れたことを「それでいいじゃない」というところがいい。これが専門職なら「記憶にない↓記憶障害」とチェックされそうだけれど……。語ることだけがメッセージではない。佐野さんが、自分を飾らず、ありのままでボソッと話して、そこにいる。それは仲間同士でリラックスしているからなのではないか。エポック!

■仲間が少しずつふえて素晴らしい人生に

数学の教師でもあった佐藤さんは、週に1度、世界の貧困地域の子どもたちを支援する活動に参加して、発送のボランティアを続けている。「何か役に立ちたい、という思いをもってるんですね」と言った。

「クリスチャンなので」と前置きして、聖書の「コリント人への手紙」の言葉を語った。

「神は真実な方ですから、あなたがたを耐えることのできないような試練に会わせるようなことはなさいません」

しみじみとした空気がひろがる。

一呼吸おいて中村さんが、「何言うんだか、忘れちゃった」と笑うと会場がふっとゆるんだ。

「じゃあ、僭越ですが……おかげさまで、昨年、本を出させてもらいました」と、『ぼくが前を向いて歩く理由《わけ》 事件、ピック病を超えて、いまを生きる』にふれた。

事件の発端から診断、混乱、葛藤をへて再生へ。若年認知症家族会「彩星《ほし》の会」（干場功代表）や専門医の宮永和夫さんとの出会い、支援の輪への感謝、そして家族への思いがていねいに綴られている。

「もちろん、病気にならなければ良かったと思うけれど、得られたこともたくさんあったと思います。本の題名の通り、過去を振り返るばかりでなく、前を向いて行こうという気持ちになれたし、その決意も含めて出させてもらいました」

この思いは他の2人も同じではないだろうか。

「暗黒の時代がしばらく続いたので、そのころを思うと、いまは何をやっても楽しい思いになる。多くの方に支えていただいて、仲間が少しずつふえてきて、サポートしてもらって家内といっしょでなくても出かけられるようになって、素晴らしい人生になった」

穏やかな声がうれしい。私が中村さんに初めて会ったのは08年、新宿の「ジョイント」（若年性認知症社会参加支援センター）に2時間近くかけて妻と通っていた。当時より一山越えて、穏やかに見えた。

ついさっき、高松でお酒の飲み過ぎについて「記憶にありませんねえ」と言って笑わせた佐野さんは、最後に、「認知症というといろんな偏見がある。正しく理解してもらうとありがたいと思う」と話した。「正しく」とはこの3人の「ありのままを」ということだろう。

大阪で当事者支援を続けてきた沖田裕子《ゆうこ》さんが会場に問いかけた。

「クリスティーンが初めて来日した03年から思うと、当事者の人の今日の試みは夢のようです。みなさん、歴史的瞬間にいるんですよ！」

はずむような沖田さんの声から、「このすごさ、わかってる?!」の思いが伝わってきた。

■3人でやってみない？

800人を前にして、3人は少し緊張しつつ、でもフランクに見えた。困っていること、自分なりの対処方法、趣味や最近楽しかったこと、毎日の過ごし方、支援への感謝、家族への思い……。話はつきないようだった。私は話をききながら、04年秋、クリスティーンに案内してもらったキャンベラでの認知症の人たちの「おしゃべり会」の光景を思い出した（2章）。あの日はクリスティーンが司会をしながら参加した女性メンバー5人と率直なおしゃべりが続いた。家族とのこと、タンスのなかに虎が見えること、できなくて困っていること、その対処法などなど。日本でも1日も早くこうした当事者の会ができるのを願ってきた。それが今、目の前で実現していることに、認知症当事者活動もここまできたのかとうれしかった。

沖田裕子さんも「これはエポック！」と感慨深げだ。

会の運営について事前の打ち合わせの席で、永田久美子さんは、当事者同士が会って話したときの、リラックスしたあのままを伝えたいと思った。万一、立ち往生してもそれはそれで何とかなる。「3人でやってみない？」。その投げかけに、任せてほしいと思っていた3人はこの日、やってみることにした。そして大成功。よかったあ！　ハプニングを恐れないで舞台に立った男性3人、そして3人を信頼した勇気の結果だ。双方ともドキドキしながら提案し、受けて立った。貴重な経験はみんなの自信になった。

■大牟田「元気になる」会　働きたい

「オトコ3人仲間」に続いて、認知症ケア先進地として知られる福岡県大牟田市の「ぼやき・つぶやき・元気になる会」の3人がトークをした。司会役は会の世話人でもある、大谷るみ子さんがつとめた。大谷さんに私が初めて会ったのは98年。デンマークで千葉忠夫さんが始めた学校で福祉や暮らしを学び、大牟田市全体の認知症ケアの取り組みをひっぱってきた。

荒平覚さん（61）は、08年1月、アルツハイマー型認知症と診断され、長く働いた名古屋の会社を退職、夫婦で故郷、大牟田へ帰ってきた。明るく、優しい夫であり、父親だった。スポーツ万能！「認知症になって心の友と出会った」と配られた資料に出ている。通称「荒ちゃん」が、胸の内をあかす。

「仕事を辞めたくなかった。同じ会社に耳がきこえない人がいてちゃんと仕事をしていた。耳のきこえない人がクビにならず、アルツハイマーは辞めてと言われてがっくりきた」

大谷さんが「母ちゃん（妻のこと）のことも心配なんですよね」と水をむけると、

「そうだねえ。ついつい、カッとなる。あとでしまったと思っても、ごめんね、という声が出んもんやけ。母ちゃん体が弱い。気が強いけど……。認知症になったことでいろんな人とかかわりができるようになった」

■妻が「うつ」に。家族を支えてほしい

江上昭一朗さん（64）は、役場に41年間勤めるかたわら農業の振興、環境問題、日中友好協会の活動もしてきた、地元では知られた人だという。

「百姓です。２町歩の田んぼから１６０俵の米をつくります」

ぼくとつな語り口に会場が聴き入る。尊敬する人は宮沢賢治と石川啄木だと言った。

09年12月、自分でトラックを運転して出かけて「もの忘れ外来」を受診し、アルツハイマー型認知症と診断された。

「認知症でも、生きていることが尊い。一番大切なものは、４人の娘と妻です。うちの嫁さん、これまで私を介護していた妻が去年の12月からうつになってしまいまして。私が朝６時に起きて弁当、風呂から洗濯まで全部しよります。丈夫で長持ちだけど、もろいところがありますね、家族が認知症になれば。だから私の家族を支えてほしい」

思わぬ一家のようすに、会場が静まる。さらに驚かせたのが、地域差だった。

江上さんは、大牟田市の隣の町に住んでいる。認知症への取り組みが大牟田市とはまったく違う、というのだ。

「大牟田は、実に、いろんな取り組みがある。うちの町では『認知症って、何かい？』という感じです。差があまりに大きい」

自治体や福祉関係者の姿勢や実践にも地域差が大きいのが問題だ。江上さんは、自分は隣の大牟田に通えるのでまだよいけれど、同じように介護保険料を払っていても受けられるサービスや支援の量や質に大きな格差がある。どの町でも安心して暮らせるようにしてほしい、と話した。

■太田さんからバトン／手がよく〝しゃべった〟

この「ぼやき・つぶやき・元気になる会」は、10年5月発足後、毎月1回の定例会を重ねるごとに、絆が深まっている、という。メンバーはのべ10人程度。仲間との気の置けないおしゃべり、時には熱く「認知症の啓発」について語り合い、毎回、同じ話で盛り上がる。「また同じ話して」なんて言う人はいない。

講演会や地域のイベント、研修会に出て当事者の立場から発言し、「徘徊模擬訓練」のちらし配布活動にも参加。福岡県の「介護の日」のイベントや厚労省主催の意見交換会でも発言を続けてきた。大分の仲間に会いに「わくわくバスツアー」もした。

成清《なりきよ》和子さん（62）は、短大を卒業して父親が経営する化粧品店を手伝い、40歳で独立。一人娘を育てながら、美容・化粧品の仕事に全精力を注いできた。08年12月に、アルツハイマー型認知症と診断された。娘と立場が逆転した葛藤や希望を失ったときもあったが、「ぼやきの会」に出会って楽しみができ、ふたたび希望をもてるようになった。今はかわいい初孫の成長が楽しみだという。

12年7月には「夏だ！そうだ！太田さんに会いに長崎へ行こう」とこの会がバスツアーを企画して本人と家族、支援者約15人で長崎へ。中華街のど真ん中で太田さんへの応援ソング「ぼくらはみんな生きている（替え歌）」を熱唱した。太田さんの笑顔と涙を忘れない。

太田さんとは、5章で紹介した太田正博さんだ。診断されてからも「話すことならまだできる」と、医師や作業療法士と「トリオ座談」で当事者の思いを講演し、本も2冊出した。テレビにも出て「ありのまま」を伝えようとしてきた人だ。今は車いすで、食事など生活全般に介護が必要だ。前のようには話せず、言葉がうまく出てこない。だが、お互いの思いは十分通じた。成清さんが思い出すように語る。

「手がきちっと言えたんでね。あれだけギュッと手を何回も握ってね。本当にあの力！　何も言わなくても、言える（気持ちを伝える）ことがあるって、実感しました」

世話役の大谷さんが笑顔で大きくうなずいた。

「太田さんから、バトンをいただいたような気がしますねぇ」

症状が進んで太田さんは話せなくなってきたけれど、太田さんのあとを引き継いでいきたい。そんな思いをきいて、私は胸が熱くなった。

■生きること、子どものため

最後に、当事者6人を支援してきた人たちも壇上に立ってこの日の集いを振り返った。

佐野さんの支援をしている地元富士宮市の職員、稲垣康次さんは「こちらが世界を広げてもらいました」。いっしょに仕事を探し、シンポジウムに登壇したり、当事者研究会に佐野さんが発起人になったのを知って、稲垣さんも会に参加したりしてきた。

東京都町田市で次世代型デイサービス「ＤＡＹＳ　ＢＬＧ！」を運営する前田隆行さんは「特にサポートをしてると思ってないです。逆にサポートされてるなと思う。いっしょに移動するとき、僕が電車で寝ていても起こしてくださるし、何かをしてあげるというのではなく、お互いに自然な形ですね。やってもらってることが多いかな」と話した。

自らを「百姓です」と言った大牟田の江上さんの長女、稲穂さんは認知症のこうした会には初めて出席した。中学2年生。子ども代表として、14歳の気持ちを話してくれた。

「きょうのお父さんを見ていてびっくりしました。認知症について話して、堂々としている」

「家では?」と、大谷さんがマイクを向けると、小さな声で「びくびくしてる」とささやいて会場をわかせた。父親の江上さんは横で苦笑しながら、「生きること、子どものためです」と、自分に言い聞かせるように話した。何ともいえない、いい笑顔だ。父親の思いが、会場にしみじみと伝わってゆく。和やかなセミナーだった。

「イネブラー」「手がきちっと言えた」――心に残る言葉がいくつもあった。

3 「この脳でいま、話せるのは奇跡」

この夜、クリスティーンとポール夫妻を囲む内輪の懇親会が、お台場のホテルで開かれた。雨も上がって、会場のベランダから眺める月が美しい。この日、登壇した6人の当事者とその支援者が集ってにぎやかだ。04年秋、私も加えてもらったオーストラリア訪問グループの面々もいる。島根県から看護師の石橋典子さん、長崎県壱岐から福祉施設長の武原光志さん、クリスティーンの本を出版し続けている「クリエイツかもがわ」の田島英二さん……。

夫妻が現れて一人ずつあいさつする。クリスティーンと目が合うと、「おー、プレス」と言って、抱きしめてくれた。久々の再会に胸がいっぱいになって、私は言った。

「クリスティーンがいま、この世に、生きていてくれることを、神さまに感謝します」

彼女は大きくうなずきながら言った。

「そうなの、奇跡です。今の私の状態で、話せているのはミラクル！　神様の力です。覚えていますよ。オーストラリアへきて、記事を書いて伝えてくださったでしょ？」

ポールもやさしく抱きしめてくれた。

「たぶん、この脳の損傷では、話すことはできないし、歩くこともできないと。今はシドニーにいるジョン・ホッジズ医師が、クリスティーンの画像も提供してくれますよ」

イネブラーについて、ポールに尋ねた。

「この2～3カ月、話しているなかで出てきた言葉です。私はケアを与えている感じではない。ふつうの夫婦のように暮らしている。とはいえ僕がいないとクリスティーンは旅もできない。ちょっとした、ケアラーでもない、サポーターでもない。私が何かやることで彼女がやることを可能にする。『ケア』という言葉を使わないと、クリスティーン自身が前向きな気持ちになる。行動をとることを可能にしている。私たちの言葉は力をもっているんです」

――以前使っていた「ケア・パートナー」とは、違う？

「パートナーで、互いにケアし合っている。ただ二人でじっと座って生きているわけではないんですよ」

――次の次元に、深化した、ということですか？

「そう！　深化したと思う」

確かに、互いにケアし合っている。その関係は「進化」し「深化」している。確かに、クリスティーンが達成感を得られるように、ポールによって日々支えられる場面は増えている。そして、ポールはクリスティーンの存在に支えられてもいる。

たとえば、この夜も、こんなことがあった。石橋典子さんが二人のために、和服を用意してプレゼントした。大喜びの二人は、さっそくその場で羽織った。気に入ったのだろう、袖を通したままバイキングの食事を始め、ポールは私の問いかけにも応えてくれた。横で、別の人と話していたクリスティーンが、ふっと彼に「着物にシミをつけないで」と、着物の袖が料理につきそうなのを注意したのだ。ポールは、「おっ」と首をすくめて、袖をひいた。なるほど。二人には、こんなやりとりがいくつもあるのだろう。それが日々の暮らしなのだろう。

■プレスセミナー

東京集会の2日後の10月30日、都内で開かれたプレスセミナーに現れたクリスティーンはずいぶん疲れて見えた。ポールと手をつなぎ、目はややうつろだ。

彼女の来日に尽力した国立長寿医療研究センターの遠藤英俊医師は、クリスティーンを通じて学ぶこと、メッセージの大きさを話し、教育の大切さを語った。

遠藤医師に、クリスティーンの認知症について、「診断から17年をへて、彼女の脳の状態は、とても話せるような状態ではない、といわれますが」と尋ねた。

「医師として、さまざまなデータを直接みて、クリスティーンを診断しているわけではないので」

と断った上で、「クリスティーンの脳の状態では考えられないことだけれど、ポールのような支援や適切なケアがあるとこうしたことがおきるということではないか」と話した。

別の記者がクリスティーンに、これからどのように過ごしたいか、と質問した。

「願わくば、こんなにたくさんの講演はしたくない。ゆっくりと自然のなかで、コミュニケーションを大切にしたい」と語った。04年にも精いっぱい活動して、これからは静かに過ごしたいと言っていたが、のちに講演活動を再開した。今回はどうなのだろう。ポールは、ケア・パートナーからイネブラーへ。二人はこれからどんな人生をあゆむのだろうか。

プレスセミナーが終わって、思わずクリスティーンに尋ねた。

「どうやったら、ポールのようなイネブラーに出会えるかしら?」

彼女は即座にこたえた。

「結婚相談所に、電話して」

ああ、こういうユーモア！　茶目っ気はさすがだ。さっきまで疲れ果てたようだった彼女が、ふっと力を抜いて実に幸せそうに見えた。

そうなんだ。クリスティーンの表情や雰囲気ももちろんだけれど、私が、彼女をどう見ているか、こちら側の内面がクリスティーンをどう感じるかが、彼女の答えを決めているように感じた。

認知症は問う側を映し出す「鏡」のように思えた。

■「覚えてる」って大切？

この日、終了間際に駆けつけた梅本富美子さん（72）のことを、クリスティーンは覚えていた。英語の堪能な梅本さんは、04年の京都国際会議では、クリスティーンたちが発案した「本人の部屋」を担当した。広い会議場のなかで、国内外の当事者やその家族が静かに、安心して休養し、本人同士が交流し、おしゃべりできる場所だ。お茶やお菓子を用意し、人の出入りやいすの配置にも心を配った人だ。クリスティーンはみなにお茶を入れ、おしゃべりの輪にも入って楽しんだ。

だが、私のことはこの日、クリスティーンはセミナーの間は、わからないようだった。……少しさみしい気がした。だが、彼女の「結婚相談所に、電話して！」の表情にはっとして、以前、彼女が言った言葉を思い出した。

「覚えているかと聞かないでください。覚えていることがそんなに大切でしょうか？　私は、今を、この瞬間をこんなに楽しんでいるのに。そのことが大切だと思うのに」

その通りだと思い直した。そもそも私たちは生まれてからこれまでの人生のことをすでにたくさん、忘れている。もちろん現実に、家族や大切な人に私の名前や存在も思い出してもらえなくなったらどんなにか切ないだろう。その経験のない私にはわからない。けれど、彼女の「覚えていることがそんなに大切でしょうか。私は、今を、この瞬間をこんなに楽しんでいるのに」という言葉は、改めて、重く私の胸に響いた。

7章「自分たちの声で社会を変えたい」　初の当事者団体始動

認知症になってからも、希望と尊厳をもって暮らしたい。人々とともによりよく生きてゆける社会を創り出していきたい――2014年10月11日、認知症の本人たちが、その実現のために、政策提言などをする「日本認知症ワーキンググループ」を立ち上げた。

認知症は、予備軍も含めれば800万人を超え、65歳以上の4人に1人。ぐっと身近になってきたはずだが、「認知症になると何もわからなくなる、なったら人生は終わりだ」という偏見が根強く残る。その壁を打ち砕こうと、本人たちが発信する。認知症の人と社会のために、認知症の人自身が活動していく日本初の組織だ。

がんの経験者や精神・知的・身体などさまざまな障害をもつ人たちの当事者団体があるが、認知症のこのようなグループは国内では初めて。先行する海外の団体とも協力して活動を広げるという。10月23日には、東京・霞が関の厚生労働省で記者会見もして、テレビ、新聞などメディアで大きく報道された。

1　早期絶望　声あげられぬ当事者の声代弁

■社会の病気との闘い　3人の共同代表

04年、京都で開かれたアルツハイマー病協会国際会議にオーストラリアのクリスティーン・ブライデンさんやカナダのリン・ジャクソンさんたち海外の認知症当事者がきて発言し、日本国内でも本人の発言や活動が広がってきた。

クリスティーンは「私たちの能力を信じてください。認知症は心が空っぽだという偏見によって引き起こされる社会の病気でもある。偏見を取りのぞく闘いで、みなさんが同志になってください」と訴えた。会場で取材していた私は、その存在と言葉の深さに胸打たれた。「社会の病気」という響きが今も忘れられない。医学的には治せなくても、社会の病気なら私たちの力で何とかよりよくできないか。

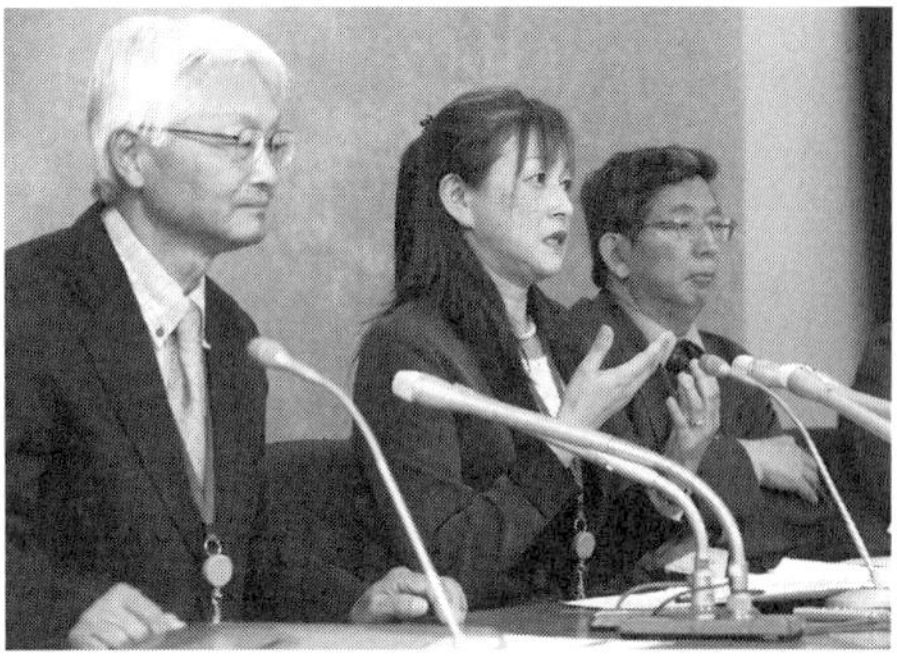

日本認知症ワーキンググループの発足記者会見をする共同代表の3人。左から中村成信さん、藤田和子さん、佐藤雅彦さん＝14年10月23日、東京・霞が関の厚生労働省記者クラブで。

06年10月には京都で、認知症の本人たちが集まる「本人会議」が初めて開かれ、「少しの支えがあればできることがたくさんあります」など17項目のアピールを発表した。その後、もっと早く当事者団体への動きが進むかと思ったが、8年をへてようやくこの日を迎えた。

メンバーは認知症と診断された40〜70代の男女11人。

共同代表には、埼玉県の佐藤雅彦さん（60）、神奈川県の中村成信さん（64）、鳥取県の藤田和子さん（53）の3人が就いた。佐藤さんと中村さんは、6章で紹介したあの「マサさん」「シゲさん」だ。その後も講演やインターネット上で情報を発信してきた。

中村さんは記者会見で、「認知症の理解は進んでいるけれど、地域にもどると『何もわからない人、できない人』と見られる。それを自分たちの声で変えていきたい。自分たちが声をあげて偏見をなくし、希望をもって生きられる社会をつくりたい」と話した。

■早期絶望　空白の期間なくそう

藤田さんは07年、45歳でアルツハイマー型認知症と診断された。3人の娘を育てながら看護師をしていた。10年には「若年性認知症問題にとりくむ会・クローバー」を地元鳥取市でつくって活動してきた。

「私たちが自分の意思で活動する姿を通して、認知症になってもあきらめずに、希望をもつことが大切だ、と示したい」

「認知症問題とは『認知症の人が引き起こす問題に周囲が対処しなければならない問題』として意識されがちだ。『医療や介護を行う人たちによる対策』は進んだけれど、認知症になった人一人ひとりが『希望をもってよりよく生きる』ための支援体制が大切なのに、十分整ったとはいえない」と、訴える。

とりわけ、「早期診断の広がりによって、自分が認知症であることを認識できる『初期』で診断される人が増えているのに、診断前後から介護保険サービスの対象とされるまでの支援はほとんどなく、絶望に陥る人が後を絶たない。この『空白の期間』の解消はこれから認知症になる可能性のあるすべての人にとって深刻かつ切実な問題だ」と指摘した。「空白の期間」という言葉にインパクトを感じた。実感から生み出された言葉は、政府の施策に影響を及ぼし、キーワードとして人々に広がってゆく。

■声あげられぬ当事者の声代弁

メンバーたちは、認知症を体験している本人だからこそ気づけたこと、試行錯誤したことをもとに医療やケア、社会のあり方を提案していくことが必要だ、と考えた。そして、前向きに生きる姿を示すことが、偏見をなくしていく力になる、と信じている。

ミッション（使命）の最初にあげたのが、「全国、各地域の認知症の本人の声を代弁」することだ。設立趣意書のなかで、私には次の言葉がいちばん胸に響いた。

「声をあげたくてもあげられないでいる全国の多数の当事者の代弁をしていきたいと思います」

1章の秋山節子さんも、2章のクリスティーンも、5章の太田正博さんも、これまで語ってきた本人たちの思いとつながる、本人ならではの深い願いを感じた。

具体的な活動として、次のようなことをあげた。

▽全国の認知症の本人の意見を集める、話し合う、提案をまとめる

▽初期の段階から本人に役立つパンフレットづくりや情報提供を行う

▽国や地方自治体の施策などの企画立案に参画し、経過を確認する

▽「認知症の人基本法」を提案する

会見前に3人は塩崎恭久厚労相と厚労省で会い、提案書を渡して実現を求めた。

① まず、国や自治体の認知症施策の計画づくりや評価に本人が参画する機会を確保する

② 認知症初期の「空白の期間」解消に向けた本人の体験や意見の集約

③ 認知症の本人が希望をもって生きている姿や声を社会に伝える新キャンペーン

塩崎厚労相は「政府として取り組まねばならない大きな問題。いっしょに頑張っていきましょう」と話した。

■批判するだけでなく、提案を

設立趣意書の「活動で大切にしていきたいこと」がいい。

・病名や状態、年齢、地域等で分け隔てすることなく、認知症の一人ひとりを大切にする
・誰でも意見を出せる、お互いの声に耳を傾ける
・批判するだけではなく、前に進む提案をする
・対立ではなく、ともに歩む仲間を増やす
・無理なく、それぞれがやれることをする
・楽しく、ユーモアをもって活動する
・あきらめず、行動し続ける（提案が、住み慣れた地域で実現するまで）
・希望を持ち続ける

最後の、「希望を持ち続ける」。メンバーや支援する人たちの、願いと覚悟を感じた。

グループは、メンバーや会の運営を支える賛同者を募っている。

メンバーの資格は、日本で生活し、認知症の診断を受けた人、あるいは同等の状態にある人。そして、目的に賛同し、他の認知症の本人と意見交換したいと思っていることが条件だ。メンバーの合議によって運営し、パートナー（目的に賛同し実現に向けてメンバーとともに活動する人）や賛同者（メンバーやパートナーの活動への支援・協力をする人）が支援する。

同じ目的で活動を進めている海外の組織と協働していくために、海外での名称「Dementia Working Group」に合わせて、「Japan Dementia Working Group」（略称ＪＤＷＧ）とする。Dementia という言葉

については、より適切な表現のあり方について継続して話し合いをしていく、という。
そして、グループは、積極的に発信を始めた。

■認知症サミットで発信

世界に向けた最初の発信の舞台は、14年11月5、6日、東京・六本木アカデミーヒルズで開かれた国際会議「認知症サミット日本後継イベント」になった。この会議は、13年12月にロンドンで開かれた「G8認知症サミット」の後継企画で、東京ミッドタウンの高層ビル49階で10カ国以上から300人以上が参加して盛大に開かれた。

JDWG共同代表の藤田和子さんは6日の国際会議開会後まもなく、塩崎厚労相や安倍首相らの後に続き、舞台でライトをあびた。「早期に診断されてから介護保険の対象になるまでの『空白の期間』に絶望してしまう人が数多くいる。この解消は、認知症になる可能性のある人すべてに必要で深刻な問題だ」と訴えた。大きなスクリーンに晴れやかに輝く藤田さんの表情がアップになった。こうした藤田さんや世界規模のテーマで続く分科会でのJDWGメンバーの発信は、政府の「認知症国家戦略」(新オレンジプラン)に本人の視点を生かすインパクトを与えた。

■私たち抜きに私たちのことを決めないで

ワーキンググループの合言葉は、「私たち抜きに私たちのことを決めないで」。藤田さんやメンバーの発信の旗印であり、認知症サミットでも何度もきいた。

この言葉には歴史がある。

1960年代、米国の障害者自立生活運動のなかで生まれた。〈Nothing without us about us〉。そして、クリスティーンたちが立ち上げた、国際認知症権利擁護・支援ネットワーク（DASNI、2、3、4章）が取り入れたスローガンだ。日本認知症ワーキンググループの設立にあたって、オーストラリアの認知症ワーキンググループ初代議長のケイト・スワファーさんから、「12年前にはスコットランド認知症ワーキンググループがこの言葉を取り入れ、ついに日本にも広がりました。すばらしいことです」とのメッセージが寄せられた。

04年10月、私は京都で開かれた国際アルツハイマー病協会国際会議でクリスティーンが、まさにこのタイトルで講演するのをきいた。

06年、障害者の権利条約の議論を取材するなかで、日本の当事者たちが語るのを何度も耳にした。06年8月25日、ニューヨークの国連本部で開かれた権利条約の特別委員会の最終日。採択の会場で、その言葉が響き渡った。最初の提案からここまで20年かかった。この条約交渉ほど当事者がかかわった会議はないだろう。

会場には、世界中から盲、ろう、身体、知的、精神、盲ろうなどさまざまな障害をもつ人たちが集い、ドイツ政府団のなかには、サリドマイドの薬害被害者でもある学者で弁護士のテレジア・デゲナーさんもいた。採択のとき、両腕がない彼女は足の裏で晴れやかに「拍手」した。日本からも

13団体でつくる「日本障害フォーラム」（ＪＤＦ）のメンバー46人がかけつけ、私も現場にいた。全盲の藤井克徳さん、車いすの弁護士、東俊裕さん、熊本県議の平野みどりさん（現・ＤＰＩ〈障害者インターナショナル〉日本会議議長）、盲ろうの門川伸一郎さんたちが合意の瞬間涙した……あの日。

世界盲人連合のスウェーデン人女性、キキ・ノードストロムさんは、「世界人口の10％、6億5千万人の障害者を代表して」発言した。「この条約がみんなの幸せにつながりますように！」。障害をこえたすべての人の幸せを祈る言葉だと感じた。

私は、六本木の認知症サミット会場で響き渡る拍手につつまれて輝く藤田さんを見つめながら、ニューヨークの光景を思い出していた。04年夏、節子さんの記事を掲載しクリスティーンに出会ってから10年が過ぎていた。時の流れを思った。

2　ＪＤＷＧはどう生まれたか／本人・支援者も変化

認知症ワーキンググループは、破竹の勢いに見えた。これまで認知症の本人として何人もが発信してきたが、どのようにしてつながり、グループが生まれたのか？

【1　当事者同士が深く出会い連帯へ】

■当事者が深く出会う

転機は12年。本人同士がネット上でつながる「3つの会@ｗｅｂ」が春に動き出し、9月には有志でつくる「認知症当事者研究勉強会」もスタートした。

「3つ」とは、「つたえる」「つくる」「つながる」の三つのキーワードの頭文字の「つ」の意味だ。「3つの会@ｗｅｂ」は、場所をこえて当事者がつながり、思いや意見を発信し、暮らしをつくることをめざす。代表の佐藤雅彦さんは、本人からの不安や憤り、絶望、工夫などの書き込みがあるたびに、ていねいに返事をした。そこに鳥取で暮らす藤田和子さんが当事者として参加し始めた。活発なやりとりを見て、藤田さんは「これはどう社会に反映されるのか、されないのはもったいない」と投稿した。

「認知症当事者研究勉強会」は有志の集まりで、専門家や研究者だけではなく、本人や家族、市民、医療やケア、支援の実践者、行政の職員、メディア関係者などさまざまな立場の人が参加して、認知症とともに生きる希望のある暮らし方、支援・社会のあり方をいっしょに考え、創り出そうとする会だ。当事者の男性3人も呼びかけ人になり、それが12年10月、「オトコ3人仲間」当事者だけの初の座談につながった（6章）。

こうした当事者活動を支援・推進するためにつくられたのが、ＮＰＯ法人「認知症当事者の会」。

12年3月、東京で生まれた。長谷川和夫、朝田隆、小阪憲司など認知症の専門医や、テレビキャスターで福祉ジャーナリストの町永俊雄さんたちも応援を呼びかけた。主な活動は「認知症の人の声と知の発信」の支援。当事者の講演活動の支援や広報、移動時のサポートなどもしている。

そして14年5月、都内で開かれた雑誌の座談会が飛躍へのジャンプ台になった。当時、全国各地で講演をしていた当事者のマサさんと呼ばれる佐藤雅彦さん、シゲさんの中村成信さん、藤田和子さんの3人に、地元・東京都町田市で活動する奥澤慎一さんが直接会ってじっくり話し合った。のちのJDWG発足メンバーで、前者3人は共同代表だ。

藤田さんは当時52歳。07年、看護師として働いていた45歳でアルツハイマー型認知症と診断された。10年には地元で「若年性認知症問題にとりくむ会・クローバー」をつくって問題提起してきた。佐藤さんは当時60歳、中村さんは64歳。マサさんとシゲさんは互いにそう呼び合う仲。藤田さんは鳥取で独自の奮闘をしていた。奥澤さんは72歳。68歳のときに前頭側頭型認知症と診断され、次世代型デイサービス「DAYS BLG!」との出会いを機に発信を始めた。

司会は川村雄次(47)さんと水谷佳子《よしこ》さん(45)がつとめた。

川村さんはNHK文化・福祉番組部チーフ・ディレクターで、03年のクリスティーンの来日以来、認知症をテーマに30本以上の番組をつくってきた。当事者発信がなぜ運動のうねりになっていかないのか。それはお互いにちゃんと話し合ったことがないからではないか? 一度集まって話し合えば面白いことがおきるのではないか、と思っていた。水谷さんは看護師で、「認知症当事者の会」

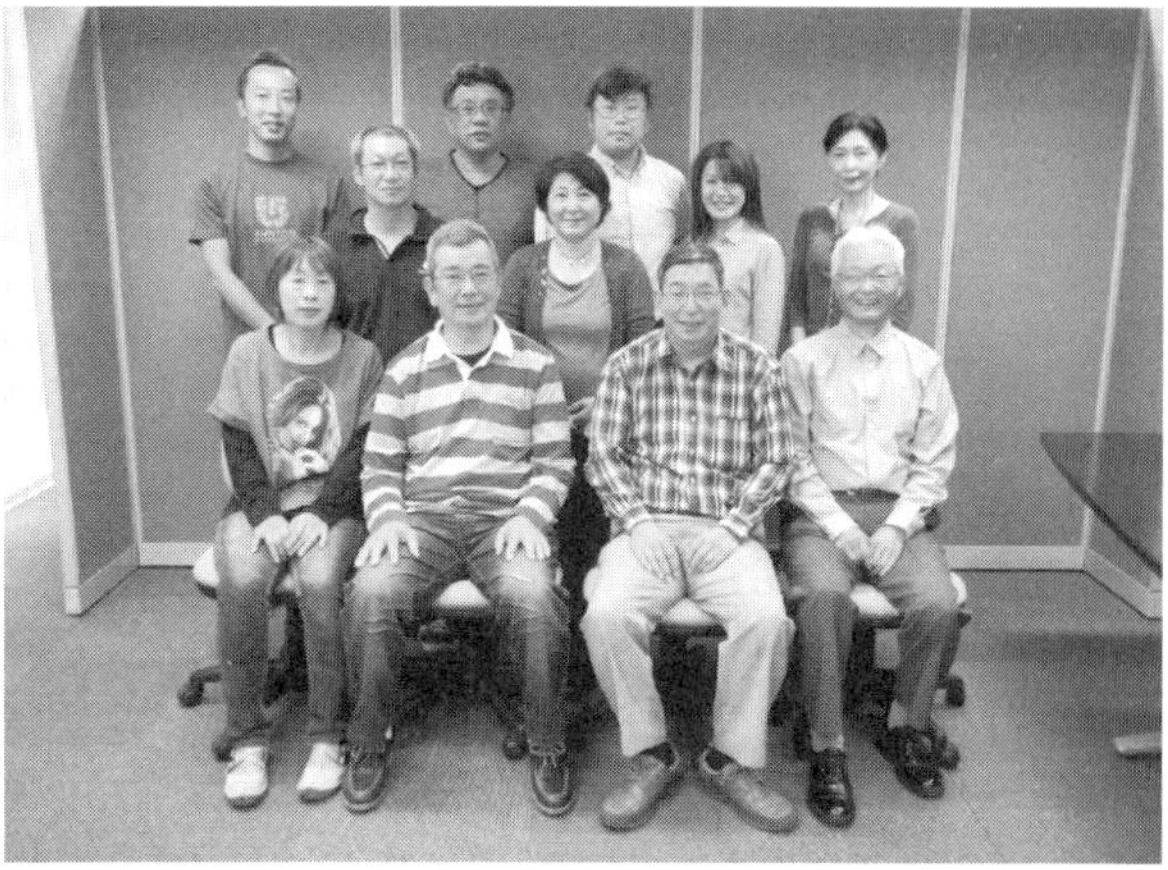

有志でつくる「認知症当事者研究勉強会」世話人会のあと記念撮影＝12年９月、東京・高田馬場で（同会提供）。

前列右から中村成信さん、佐藤雅彦さん、佐野光孝さん・明美さん夫妻（当事者３人と夫人）。中列左から稲垣康次さん（佐野さんの地元・静岡県富士宮市職員）、馬籠久美子さん（通訳）、水谷佳子さん（看護師、「３つの会@Web」事務局）、永田久美子さん（認知症介護研究・研修東京センター）、後列左から前田隆行さん（次世代型デイサービス「DAYS BLG！」所長）、木之下徹さん（医師、現・のぞみメモリークリニック院長）、川村雄次さん（NHK チーフ・ディレクター）。

前田さんと、オブザーバーの馬籠さんを除く９人は勉強会の呼びかけ人でもある。熱い議論をかわし試行錯誤しながら「当事者発信」を深め、JDWG 結成への道を切りひらいていった面々。ザックバランなやりとりを重ねるなかから、６章で紹介した「オトコ３人仲間」（前列３人）、初の当事者だけの座談も生まれた。

と「3つの会@web」の事務局を担当し、各地で活動する当事者を訪ねていた。みんながつながればどんなにいいかと願ってきた。それにはまず互いに深く知り合うことが大事だ。そのチャンス到来！　会うと、思いがあふれ出た。

■連帯して　世の中変えよう

当事者が直面する絶望や不安、やっと診断されてむしろほっとした体験。認知症になって学んだことや工夫、社会とのつながりを取り戻して新しい人生に踏み出したこと、人にはわからない疲れと不安……。話はつきない。

講演で体験を話すと、3人とも「感動した」「勉強になりました」と言われる。だが、それ以上進まない。いったいどうすれば、前へ進められるのか？

認知症になってからも安心して暮らせる社会になるのか。

生きる意味は？

自分たちは何をめざすのか？

最年長の奥澤慎一さんは「極端な企業戦士」で、もと組合の運動家で論客。世の中の役に立つ問題提起をしたい、と図書館で本を借りては勉強し、ポイントを書き写したノートが10数冊にもなった。中村さんは調整役、「制度をつくるときは必ず当事者の意見も交えてほしい」。佐藤さんは「不便だけど不幸ではない」。苦悩の果てにたどり着いた境地は哲学的だ。「病気になっても生きる価値がなくなることはない、ということを発信していければいいかな」。それぞれが懸命に生きてきた人生を感じ合うような出会いだった。司会の川村さんは「藤田さんの重要さは、医療や今ある制度を改善すべきだという問題意識を明確にもっていたこと」だという。

「最後にこれだけは伝えたいことは」と司会者が問うと、藤田さんが「診断の入り口からの支援が必要だと言いたい」と話した。看護師だが、診断を2度受けている。

1度目は「治療はしなくてよい」と言われて一生懸命その状況に耐えながら過ごした。認知症の本を読むと「10年以内にだめになる」とあり、打ちのめされた。1年後、専門医の浦上克哉さん（鳥取大学医学部教授）にくわしい検査をへてアルツハイマー病と診断されて、初めて薬の処方など治療が始まった。

「診断を受けることから、この病気とともに生きる人生が始まるはずなのに、そう思わせてくれる情報も支援もない。正しい方向に向かわせて、新しく始まる人生をどのようにサポートしてほしいのかというところを、当事者たちが意見を出し合って、本当に必要なものをつくっていかなくては」と言った。

「介護も大事だけれど、それは相当進んでから。介護とは別の支援がほしいのに、常に介護の枠に当てはめられちゃうのがいやだなと思う」。「空白の期間」への対策の必要性を藤田さんは訴えた。気持ちをわかってほしい、ではなく、具体的な提案をして社会を早く変えたいのだ。奥澤さんが言った。

「世の中を変えるには、われわれ当事者が出て行かなくては。一人では力にならないんです。それが面になって連帯できて、10人、20人、100人になっていって拠点ができて初めて力になるし、うねりになっていくと思う」

やろう！　めざす方向がくっきりと立ち上がった。藤田さんが起爆剤になったと、川村さんも水谷さんも感じた。

それぞれが思いを吐露する。聴き入る。深くうなずく。意見を言う。そうだよね！　共感が提案のエネルギーになっていった。これまで顔は知っていても、これほど「話し合った」のは初めてだった。

■研究会で当事者藤田さんが初の発表、ネットワークへ

座談会の2カ月後、14年の7月、第6回当事者研究勉強会で、藤田さんが持論をもとに発表をした。本人では初めて。座談会のメンバーは全員出席した。

特別な会になった。全国から当事者が過去最高の15人集まった。場所は、都心ではなく東京都町田市。次世代型デイサービス「ＤＡＹＳ　ＢＬＧ！」で活動している当事者がたくさん出席できるためだ。そこへ仙台から丹野智文さん（40）が初めてやってきた。のちにＪＤＷＧの発足メンバーになった。

全出席者は120人ほど。グループ論議のときに、全グループに当事者が一人はいる初めての会

になった。「初期で診断されても介護はまだ必要ない」「必要な支援がない」。「空白の期間」はキーワードとなって、みんなの胸に刻まれる。「早期診断、早期絶望をどう変えるか！」。話ははずみ、勉強会のあと会場に残って当事者だけのお茶会を開いた。これからもつながりをもちたいね、と本人同士の「連絡網」を初めてつくることにした。連絡先を事務局の水谷佳子さんが受け持った。これが実質的なＪＤＷＧの準備会になった。

9月、ＮＨＫテレビのＥＴＶ特集で、スコットランドの認知症ワーキンググループという当事者の活動と、初期支援の具体的な実践が紹介された。川村さんがクリスティーンから教わって、スコットランドで取材した番組だ。一人から始めて、今は本人メンバーが１２０人にも増えたという。連絡網の人たちが、「日本にも、これを創ろう！」と盛り上がった。めざす組織と役割がはっきりとした。

10月、東京・品川に中心メンバーが集まった。厚労省の認知症・虐待防止対策推進室（当時）の室長、水谷忠由《ただゆき》さん（40）もいた。ＪＤＷＧのパートナーたちは、「水谷室長はうねりのキーパーソンの一人」だという。この年の7月に室長になったばかり。かつての上司で元老健局長の宮島俊彦さんの助言で、勉強会に毎回のように参加し、二次会も終電までつきあっていた。障害者福祉に携わってきた水谷さんには、当事者へのある思いがあった。

「当事者の声以上に説得力のあるものはない。認知症の人にもっと自ら発信していってもらえれば、認知症に対する社会の見方は必ず変わっていくはずだ」

11月に東京で開く「認知症サミット日本後継イベント」をどうするか考えていた水谷さんは、「これだっ、国際会議を国内施策推進の起爆剤にしよう。当事者でいこう。日本のメッセージは当事者が！」とひらめいた。そしてこの国際イベントでＪＤＷＧの代表がスピーチをする手配や活躍の場を設定し、塩崎厚労相との面会の調整もした。

後継イベントで安倍首相は、認知症の国家戦略を立てることを明言。翌15年1月の新オレンジプランの発表の日は、首相官邸に藤田和子さん、丹野智文さんも招かれ、首相は彼らを前に「いっしょに、頑張っていきましょう」と言った。以後、認知症施策推進室は「当事者の声を直《じか》にきいて、総理が認知症の人といっしょに頑張っていきましょうと明言した」「家族だけでなく、本人の視点に立った施策を進めることを重要な柱にした」ことを、「政府の方針」としてあらゆる機会に発信している。

【2 「いっしょにつくろう」 偏見を越えて】

■活動を続ける体制　機が熟した

認知症ケアや本人の発信に長年取り組んできた永田久美子さんは、12年3月、ＮＰＯ法人「認知症当事者の会」ができて、「当事者活動を支援する事務局や、活動を続ける体制ができたことが大きい」と話す。「何年にもわたって発信してきたけれど、それぞれ個別で単発の動きだった。継続的なチームで取り組む事務局・組織体制がぜひ必要だった」

06年、京都で開かれた日本で初めての「本人会議」は確かに当時、画期的だった。

永田さんは70代の女性のメンバーがアピール文の「わたしたちの声を聴いてください」という言葉について、「声」ではなく「こころ」にと提案して、みんなが賛同し「こころ」に変わったのをよく覚えている。「声」だけれど、もっと「こころ」「心底」を聴いてほしい。それがみんなの切なる願いだった。その後も本人の交流会が各地で開かれてきた。

だが、当時の集まりは「本人主体といいつつ、しつらえられた『本人主体』。本人は呼ばれて、行く。本人が呼びかけて創り出すのとは違った」。

支援者が裏方に徹して、どうするかは本人たちが決め、いっしょにつくっていく。この関係に変わっていくには時間がかかった。

本人会議は「思いを語る」、ＪＤＷＧは「意見を言う、提案していく、市民として参画する」。「スコットランドを取材して、結局、民主主義の問題だと僕は思った」とＮＨＫの川村さんは振り返る。

永田さんはこの間、思いはあっても症状が進んだり、年を重ねて亡くなったりした人たちをジリジリする思いで見つめてきた。

クリスティーンの著書『私は誰になっていくの？』『私は私になっていく』を大切な宝物のようにして読み、心に響く言葉に線を引いて支えにした人たちが何人もいた。そんな人たちの思いや活動のいくつもの積み重ねがあって、JDWGが生まれたと思う。

一人ひとり別々に発信していた当事者がつながり、点から「ネットワーク」へ。「思い」とともに「意見」を言い、「提案」し、「いっしょに変えていこう」と立ち上がる大きなうねりになった。厚みをもった「層」としての当事者の存在感。それは、当事者とともに支える黒子たちも試行錯誤しながら変化し、当事者と支援者の関係も（パートナーへと）変わることによって育まれてきた。

■本人が呼びかける「いっしょにつくろう」

初の「本人会議」が開かれた翌07年2月、佐藤雅彦さん（マサさん）、のちのJDWG共同代表は、永田さんと出会った。

05年、51歳で認知症と診断されて暗中模索だった佐藤さんは、認知症の本を何冊も読み、何かいい情報はないかと、認知症の集いに出かけては勉強していた。

だが、どれも本人よりも「家族」に向けて話している印象だった。認知症介護研究・研修東京センターで開かれたシンポジウムは違った。認知症の人を患者ではなく、「一人ひとりその人であり、人が地域で生きることを支えよう」という報告や提案が続き、励まされた。自分にも何かできるのではないか、と元気が出た。帰り際、佐藤さんは報告者の一人でもあった永田さんに声をかけた。

「認知症で一人暮らしをしています。僕といっしょに、認知症になっても暮らしやすい世の中をつくりませんか」

永田さんは雷に打たれたような衝撃を受けた。「支援をしてください、助けてください」と人を頼るのではない。認知症の本人が自分から「社会をいっしょにつくっていきたい、変えたい」と呼びかけたのだ。30年間、認知症の人のケアにかかわってきてこんな人は初めてだった。

看護学生時代、当時「痴呆老人」と呼ばれた人たちが病棟で縛られるのを見て、何とか変えたい、変えなくてはと思い続けてきた。90年代後半、本人の声をもとに研究したいと提案しても「それは趣味でやってほしい。普遍的、科学的ではない」と認めてもらえなかった。

一人ひとりの生活や人生を大切にしようとグループホームが続々とでき、00年の介護保険導入で認められ一気に広がった。現場の熱心なスタッフや医師たちと、紙のまんなかに本人の姿を描き、その声を起点にして本人の状態とニーズを把握し、ケアマネジメントに生かす「センター方式」を創った。04年から各地に地道に伝えてきたが、「本人は医療やケアの対象者」という現場の発想はなかなか変わらない……と悩んでいた。ちょうどそんなころ佐藤さんと出会った。本人がこんなことを言う時代になった。この姿こそいちばん大事な、変革の希望！「忘れてはいけない」とその言葉をしっかりと書き留めた。永田さんには、「佐藤さんの言葉や姿に触発されて、いっしょにここまで活動してきた」という思いがある。

■ＩＴ機器駆使へ／「記憶はなくても、記録が残せる」

その日、二人はいろいろと話し合った。

佐藤さんはパソコンが得意で記録を続けていること。だが外出したいけれど知らないところへ行くのはとても大変だ。永田さんは「携帯電話を使ってみたら？」と話し、すぐ助けてくれる人も紹介した。それが人生を変えた。佐藤さんは携帯電話を使っていなかったが、いっしょに使えそうな機種を選んでもらい、使い方も教わって、ナビ、メール、写真の撮り方も一つ一つ覚えていった。

「記憶はなくても、記録が残せる」

佐藤さんはその後も、苦労しながら新たなことを学び、工夫した。

ＩＣレコーダー、タブレット端末も使う。認知症になってよりよく生きる相棒は？　ときかれると、「ｉＰａｄ」とこたえる。フェイスブックは顔がわかるので便利だ。思いついた生活の工夫は１００を超え、ネットや本で広く伝えている。

症状が進んで、たったいま見た風景や出会った人の顔も覚えていられなくなってきた。でも、私は私。桜やコスモス、夕焼け、土手の散歩道、仲間といっしょの笑顔……。手のひらの小さな端末が大切な人生の記録をおさめてくれる。ＩＴ機器が、「外付けの頭脳」として力を発揮した。それが心の平安につながり、よりのびのびと暮らせるようになった。

「写真を撮ってネットに載せるのは、共感の思いでクリックしてくれる『いいね！』がほしいから。写真は、『社会とつながるひとつのツール』、好きなことを記録して楽しくすごす。『いいね！』がくると一人ではないと励まされるんです」

佐藤さんは、ＩＴ世代が認知症になったとき、どう生きるか。その可能性を切りひらいていった。

■二つの偏見（社会・本人）からの解放

そして、「自分のなかに偏見があった」ことに、佐藤さんは気づいた。

アルツハイマーと診断されて、手当たりしだいに読んだ本には「認知症になると考えることができなくなる」「日常生活ができなくなる」「意思も感情もなくなる」と書いてあった。だが、まだできることはあり、新たなことを覚え、工夫もできる。

「『何もできなくなる』という社会にある誤った見方、偏見を、自分も信じ込んでいた。社会と自分、この二重の偏見が、当事者の力を奪い、生きる希望も覆い隠してしまう。そんな誤解、偏見をなくしていきたい」

永田さんは「内なる偏見が強かったのは本人のせいではなく、『社会』に根深くある偏見が本人にも染みついていた。何かできないことがあると認知症のせいにして、不安定で落ち込むこともよくあった。それを一つ一つ工夫してできる方法を編み出して解消していった。自分のなかにある偏見の壁を、自分の力で乗り越えて偏見から解放されて自由になった」という。

認知症の当事者として講演を始めたころ、佐藤さんは思わぬ攻撃をうける。

「売名行為はやめろ」

「こんなに話せるんだから、認知症じゃないでしょ」

時には面と向かって。それも専門医からだ。落ち込んで、起き上がれなくなったこともある。死を思ったこともある。クリスティーンもさんざん言われたことだ。永田さんは「気にせず、どんどんいっしょに出て行こう」と力づけた。

佐藤さんは、当時の主治医以外の2人の認知症の専門医に診てもらい、改めて「アルツハイマー型認知症です」と診断されて、ほっとするという妙なこともあった。普通なら認知症ではなかったらうれしいはずなのに、その逆だ。そんな理不尽な嵐を何度も乗り越えて発信し、JDWGの共同代表にもなった。

09年前後から、積極的に講演などで各地を訪ねた。旅に出て、体験を語る。自分の話を参考にしてくれたり、踏み出す勇気をもってくれたり。認知症になった自分だからこそできる役割があることがうれしかった。

■不便だけれど不幸ではない

当初、佐藤さんは、「認知症になってもできることはある」点を強調していたように私は感じた。だがその後、「人間の価値は、あれができる、これができるということで決まるのではありません。有用性で決まるのならば人生は絶望的です。年をとると、できることが少なくなるからです。人は何かができなくてもそれ自体尊い。自分は尊いと信じましょう」と語るようになった。神谷美恵子さんの著書『生きがいについて』などを何度も読んで深めていったことだ。私は当初、「できることはある」と強調する姿にある違和感もあった。もちろん、「できることがある」のは事実で偏見をくつがえしたいという趣旨もわかるけれども、「じゃあ、できなくなったらだめなの？」と。だから私は佐藤さんの変化がうれしかった。

「人生は終わりではない。失った機能を嘆くのではなく、残された機能に感謝して、それを最大限に生かそう。自分の可能性を信じて、失敗を怖れずに。人生は一度しかない」

認知症になっても自分をあきらめない姿に、周囲も私も励まされていった。

佐藤さんは人目に振り回されることがなくなった。

永田さんは、「認知症になった方が、解放がダイナミックになる。もう前後左右にこだわる余裕がない。格好をつけたら消耗する。ストレスを受けると混乱する。周りの目を気にせず、無理なくありのままがいい。佐藤さんが、まさにそう」。

クリスティーンの著書に多くの認知症の人たちが励まされてきた。佐藤さんもその一人だ。11年2月、武蔵大学のテレビスタジオで、クリスティーンとスカイプを使って公開対話をした。胸に深く残った彼女の次の言葉を、自著でも紹介している。

「認知症の診断を受けると、恐怖感がダーッと襲ってくる。それは、私たちのなかに、認知症になると頭も心も空っぽになってしまって、何も考えられなくなるというステレオタイプがあるからです。しかし、けっしてそんなことはありません。

私たちは、社会に対しても、認知症になった人たちに対しても、認知症の旅はむしろ、いきいきと人間らしく生きる道を歩んでいく旅なのだということを、お伝えしたい。その過程で私たちは、しっかりと社会参加をし、生ききることができるのです」

永田さんは、クリスティーンに出会って認知症ケアの暗闇の時代が終わる、と思った。だが実際は容易ではない。心ひかれたのは、「人任せ」ではのぞみはかなえられない、と考え行動したことだ。「人生を切りひらくのは自分だ」という主体性とその鮮やかさ。認知症の人自身が変えていこうとしている、「その人が輝く鮮やかさ」。そこに希望を感じた。佐藤さんはクリスティーンの思いを日本で引きつごうとしている、と永田さんは思う。

佐藤さんは著書『認知症になった私が伝えたいこと』を14年11月に出版した。永田さんも手伝った。一文一文は、佐藤さんが思いついたことを日々、必死に書き留めておいた「渾身のピース」と永田さんは話す。「ジグソーパズルのピースをつなぐような作業を佐藤さんと何度も繰り返しながら、佐藤さんが生きてきた『物語』としての一冊がようやく」できあがった。著書は翌年、日本医学ジャーナリスト協会賞優秀賞を受賞した。授賞式で佐藤さんは「二つの偏見」を語り、「不便だが不幸ではない。認知症になっても人生は終わりではない。あきらめない」と笑顔で語った。

【3　支援者が変わる　「パートナー」へ】

■「いっしょに」楽しむ

09年ごろから、「支援する側も『支援する』というよりも『いっしょに楽しむ』に変わっていった」と永田さんは言う。してあげるケアから共同の営みへ。「認知症になって、よりよく生きる、社会をいっしょにつくる」。「専門性は見えない土台で、『当事者』と『共同』が大切」。日本認知症ワーキンググループでは、当事者とともに活動する人を支援者ではなく、「パートナー」と呼ぶ。そこにはこの「いっしょに」の思いが込められている。永田さんは当事者のパートナーだけれど、永田さんにとって佐藤さんたちも、世の中をともに変えてゆく、かけがえのないパートナーだ。

たとえば、6章で紹介した二人もそうだ。

東京都町田市で次世代型デイサービス「DAYS　BLG!」を運営する前田隆行さんは、「いっしょにどうしたらいい時間になるか。自分自身にとっても、お互いにとってのいい時間をいっしょにつくる『共生』の時代だと思う」。

富士宮の市役所職員、稲垣康次さんは、08年の佐野光孝さんとの出会いを「認知症について何も知らなかったので、いろいろと教えてもらって、地元で認知症について講演してもらったり、働きたいという希望に添って働く場所を探したり。佐野さんの投げかけたことで、富士宮という『地域』も変わっていった」と言う。佐野さんといっしょに、認知症当事者研究勉強会の呼びかけ人にも加わった。

前田さんも稲垣さんも、JDWGの「パートナー」だ。記者会見で配られた資料の肩書欄には、前田さんは「町田の友人」、稲垣さんは「友人」とある。

■プロの価値観が変わる／「本人こそ認知症のプロ」

――支援者の世代の違いですか？

「何が大切か、という価値観の転換だと思う」と、永田さんは続けた。

「プロとは、いいものを提供する。してあげるのが責任、と一線を画してきた。専門性が高いほど、関係が上下関係になってしまっていた。何か質問されると、こたえなくちゃ、してあげないと、と無理をして『つま先だって』きた。医療は治すもの、介護はしてあげるものと過剰な自己期待があり、市民の側も過剰な期待をいだいてきた。

クリスティーンの来日の後、本人の声を聴く動きは高まってきたけれど、それは医療やケアのためでした。あくまでも認知症の人は『対象』。でもJDWGは、認知症の『本人こそが認知症のプロ』で、『当事者に聴かなきゃ認知症のことはわからない』と打ち出した。その指摘は鋭い」

認知症の医療や介護は手段と目的が逆転してきた、とも思う。療法は手段にすぎないのに、療法を提供するのが目的で、「本人の幸せ」が目的になっていないことが少なくない、というのだ。

認知症の専門の病院やデイケアも、いろんな療法をやっても、その時間以外は本人は呆然としていたり、ぐったりしたりしている。「本人は、孫のために買い物をしたい、何かしてやりたいと思っているのに、本人がもっとも優先したいことは何か、と考えていない。それによって費用や時間の使い方も違う。ささやかでも本人の願いを叶えることが大切だと思います」と永田さんは言った。

それを町田の前田さんや富士宮市では少しでも実現しようとしている。

■関係が変わる、「聴かせて……」

ＪＤＷＧの発射台になった「３つの会＠ｗｅｂ」は、海外の当事者のインターネット上のやりとりをヒントに、生まれた。

「気軽に話し合える場があるといいね」「外出が難しい人もいるし、話すのは難しくても書くのは得意な人も参加できるね」。ネット上であれば、いつでもだれでも参加できる。本人ならではの深い話ができる場がほしい。佐藤雅彦さんのネットでの発信の飛躍の場にもなった。立ち上げと運営の支援はＮＰＯ法人「認知症当事者の会」がすることになり、水谷佳子さんの担当になった。

水谷さんは華奢だけれど、大型トレーラーの運転手をしていたガッツのある人。結婚でいったん退職した後、特別養護老人ホームなどで働きながら准看護師→看護師の資格をとって今にいたる。本業は東京・品川区にある「こだまクリニック」の看護師（現・のぞみメモリークリニック）。院長の木之下徹さんがＮＰＯなど当事者支援に深くかかわってきたことから、水谷さんが事務局を担っている。木之下さんは、佐藤さんの今の主治医でもある。

水谷さんは最初、戸惑った。事務局なのでネットのやりとりを見る。当事者の相談のメールに自分なりの工夫も思いついた。でも「事務局はあくまで運営の支援者なので投稿はすべきではない」「当事者ではないので、コメントしても受け入れてもらえないのではないか」とひかえていた。ある日、「事務局さん」と投稿で呼びかけられた。それに応えて、「認知症ではない」と明かした上で、参加するようになった。佐藤さんの講演に同行し、外出もして過ごす時間が少しずつ増えていった。最初は失礼なことをしないように、ケガさせないようにと緊張したけれど、お昼をいっしょに食べたりして、しだいにうち解けていった。

そんなある冬、水谷さんは仕事に行きづまって、どうしようもなく落ち込んだとき、佐藤さんについ、電話してしまった。その日は会議が長引き、ビジネスホテルにたどり着いたのは真夜中。小さな灰色の部屋でベッドに寝転ぶとスプリングがギシギシなった。ほこりっぽい匂いがする。体は鉛のようにぐったり重い。

「仕事のことで、……ちょっと……うまくいかないことがあって……」

携帯を手に泣いてしまうと、佐藤さんがひと呼吸おいて言った。

「聴かせて……」

「……ごめんなさい」

涙がとまらない。

「元気、出してくださ い……」

いつもの穏やかな佐藤さんの声に、心がふっとほどけた。こんなふうに電話を受けてくれる人がいるんだ。こんなに温かいなんて。「認知症当事者」と「支援者」じゃない、佐藤さんだから話せる。かけがえのない存在。人としての関係。すぐそばにあった「宝物」に気づく、それは大きなできごとだった。

いまは、楽しいことをいっしょにする。新宿御苑に行ったり、おいしい中華料理を食べに行ったり。「絵は別の人と行きますよ、絵の好きな人とね」。こうさらっと言う佐藤さんが、水谷さんはいいな、と思う。

■何もしないことは、差別に加担したのと同じ

鳥取の藤田和子さんは、最初に「事務局さん」と「3つの会@web」のサイトで水谷さんに呼びかけてくれた人だ。看護師で同じ職業の7歳先輩だ。3女の母親でもある。サイトでの1年以上のやりとりから、「変えていかなきゃ、物事を前へ進めよう」という思いの強さを感じた。直感はあたった。

水谷さんはある日、藤田さんのいった言葉に胸をつかれた。

「何もしないことは、結果的に差別に加担したことになるよね」

本質をつく言葉にはいきさつがあった。

藤田さんは、娘たちが小学生のとき、ひょんなことからPTA活動のひとつである人権委員会（同和教育推進委員会）のメンバーになった。

「人を差別したことはないし、差別は自分には直接は関係ないことだ」と思っていた。だが、委員会の活動を通して「自分には関係ないと思って何もしない人は、（結果的に）差別する側に加担している」と気づいた。自分はどうすればいいのか。

働き、子育てをしながら差別をなくそうと地道に動く人たちの話を聞き、研修も受けた。そして1年間の役員の後も、地域でグループ「人権を考える会・たんぽぽ」をつくって、部落問題、ハンセン病、障害者や女性差別、パワハラなどをつうじて身近な「人権」を学び、考え問い続ける活動をしてきた。そこで出会った音楽を通して活動する人たちの言葉を今も、忘れない。

「私たちの話をきいて、みんな感動した、感動した、と言うけれど、そんなことだけ言われても困る。感動というのは、感じたら動くことなんだから」

その通りだ。自分も暮らしのなかでできることを小さくとも、一生続けよう。そう思って生きてきた。その藤田さんが認知症と診断され、差別される側になった。

骨に突き刺さるような冷たい言葉や視線を感じた。離れていった人もいる。当初、まちがった情報でうちひしがれ寝込んだけれど、偏見にみちた社会のあり方を変えるために、認知症になった自分が動き出そう、と立ち上がった。

2010年には地元鳥取市で、「若年性認知症問題にとりくむ会・クローバー」をつくって認知症への誤解や偏見をなくすための問題提起や啓発活動を続けている。クローバーの四つの葉は、本人、家族、支援者、そして「社会」を意味する。運営は、鳥取市の人権福祉センターで出会った川口寿弘さんたちがいっしょに動いてくれている。

もし、人権活動をしていなければ？「自分にできることは何もない、と思って息をひそめて生きていたと思う」

「感動したって、ただ、言われても困るんですよね」

藤田さんの言葉には、こんな歴史があった。

取材をうけるとき、水谷さんがそばにいてくれると、藤田さんは安心する。言葉に込めた思いもよくわかっていてくれるから、万一のときはうまく伝わるように助けてもくれるパートナーの一人だ。先回りして出過ぎないように十分注意しながら。

水谷さんにとっても藤田さんは「同志でありパートナー」だ。

鳥取に行ったときは、藤田さんの自宅に泊めてもらう。お風呂上がり、藤田さん愛用のオイルをわけてもらってマッサージをしたり、「ちゃんと毎日髪は洗わないとだめよ」なんて注意されたり、アクセサリーを選んでもらったり。「女子な、キラキラした時間があるんですね。叱られたりすると、何だかうれしいんですね」

取材をうけた原稿をチェックするのに連日2時間も長電話をすることもある。互いを大切に思っていると感じる。藤田さんは孫が2人いる。若いおばあちゃんの喜びをきくのも楽しい時間だ。

■ここにおるやん　人同士の関係に

もし自分が認知症になったらどうするだろう。いちばん苦しいときにだれに助けを求めるか。医師もいるけれども……。水谷さんがそんなとき、「ここにおるやん」と思ったのが、吉田美穂さん(68)のことだ。

今、もし認知症になっても、美穂さんがいるから怖くはない。出会いは13年11月、3年ほど前だ。そのころ、美穂さんは診断されたことを夫だけに話し、娘にはまだ知らせていなかった。カミングアウトする気もなかった。講演なんてもちろん考えられない。それが次第に変わっていった。「自分が伝えたいことがある」と気づいたからだ。

地元神奈川県藤沢市に、当事者同士が話し合える場がほしい、と話す美穂さんに、「じゃあ、つくったら？　つくろうよ」といっしょに考えてちらしをつくり、美穂さんが地元の社会福祉協議会にちらしを置かせてもらうのに、同行した。

美穂さん夫妻の話に加わることもある。美穂さんは夫に話すときには、どうしてもいろんなことを省略して話してしまう。第三者の水谷さんがいると、省略せずにていねいに話してくれる。すると夫は、「そういうことだったのか」とわかる。

ある夜、私が水谷さんの携帯に電話をすると、元気な声が返ってきた。

「今、福岡なんですよ。美穂さんといっしょ。講演のあと屋台でラーメン食べたいねって。有名でしょ？　博多のラーメン！」。何だかたのしそうだ。

「一人じゃとても入れないんだけれど、美穂さんと二人だから、大丈夫！」

一人なら気後れするけれど二人なら。いっしょに食べ、飲み、笑い転げるのだ。

美穂さんは、がんも経験している。43歳で乳がんに。63歳で認知症と診断された。

「がんは痛みや、死の不安があるけれど、認知症は自分が『主体的に』生きられなくなるのが恐ろしい」。「もし症状が進んで、自分の意思が伝えられなくなったら、どうなるんだろう。人間って、どこまでが人間なんだろう」。喫茶店でお茶を飲みながら、そんな話になることもある。お互いの人間観、死生観、「心の底」を語り合う。

「一日一日を明るく過ごそうって、笑顔で言ったりもするけれど、そんな能天気なものではないんですよ。もっと深いところで悩んでいることを知ってほしい」

美穂さんはこんな胸中を公の席で話すこともある。

水谷さんはメンバーが講演や対談をしたり、厚労省の委員会に出席して発言したりするときなど、事前に打ち合わせをする。

本人が何を言いたいのか。よく聴いて確認し、どう発言するとよいのか。委員会での発言は発信の貴重なチャンスだ。「いっしょに作戦をねる」。時間を大切にして、本人の意見や提案がきちんと相手に伝わるようにしたい。水谷さんは、打ち合わせをせずにある会で当事者に話を振って戸惑わせた経験から、事前準備を胆に銘じている。

相手を批判口調で糾弾せずに、よりよくするための「提案をしたいよね」と自分の意見を言うこともある。もちろん本人の「ひどいよね、許せない」という批判はたっぷりときいた上で。きくだけでなく、いっしょに考えたいと思う。

水谷さんが相方で対談することもある。本人が言葉に詰まったとき、どんな言葉で話しかけるのか。その人が本当に言いたいことをうまく引き出したい。変に誘導してはいけない。特にライブだと緊張する。でも協働作業にわくわくもする。

当事者との関係のなかで、支援者ではなくパートナーに。試行錯誤しながら「少しずつ人づき合いを重ねられてるかな」と思う。

【4　医療も変わる】

■木之下医師の懺悔と今

木之下徹さん(54)は、医師でJDWGの発足にかかわってきたパートナーの一人。認知症との出会いは山梨医科大学時代、朝田隆さん(1章)の認知症の訪問調査研究を手伝った27年ほど前だ。01年に認知症の訪問診療を始めたこの分野の草分けで、「お福の会」(08年)、「認知症当事者研究勉強会」(12年)の呼びかけ人として物心両面で支えてきた。

当事者研究勉強会の初回9月4日、木之下さんは臨床医としての試行錯誤の歩みを語った。それは正直な「懺悔」でもあった。

転機は「患者」という言葉に違和感をもつようになったことだった。08年、医学界で評価の高い英国の専門誌「ランセット・ニューロロジー」に載った論文を知人が教えてくれた。「人 person」は「包括的な人間性や平等な価値」を表すのに、「患者 patient」は「不完全さや望ましくない差異」という意味がある「スティグマをまとった用語」と書かれていた。自分の臨床態度は「患者」を「人」ではなく、「認知症で変化した脳しか見ていない」と指摘された気がして、「患者」と言いづらくなった。論文の患者「スティグマ＝偏見」が腹にこたえた。

東京都内で認知症の人の訪問診療の「こだまクリニック」を始めた01年当時、自宅の「座敷牢」のような所に閉じ込められている人、コンクリートの上にビニールシートを敷かれて下半身裸で失禁したまま放置されている人も珍しくなかった、という。だが本人の悲痛よりも「ともかく家族が泣いている」。「近寄ると殴るんです」と訴えられるとカルテに「不穏興奮、暴力」と書いて、静かにさせる薬（当時まだ新しかった非定型抗精神病薬という統合失調症の薬）を処方する。「まだ、大変です」ときくと量を増やした。あらかじめ副作用を予測しながら対応し、薬をうまく使うテクニックには自負もあった。

だが、こんな処方を続けていていいのか。これは本人ではなく「周囲や家族のため」の処方だ。「患者」と言うのをやめると、自分の対応に疑問がわいた。医療ってなんだ？「うるさいから黙らせる」のではなく、「うるさくても人らしく生きられる」ように支援するのが医療だろう、と思うようになってきた、と話した。

クリスティーンを深く取材するＮＨＫの川村雄次ディレクターと出会い、「本人の視点」「当事者」とは何か、「私とは？」「人間とは？」と、議論し刺激し合ってきた。スコットランドＷＧの活動と、当事者の規模が「すでに１２０人」には驚いた。日本のＪＤＷＧ発足から厚労相との面会・記者会見のスピードは速すぎないか。実態が伴っているのか。惑いもあったが、「いつまで話せるかわからない」「そのうちになんて先延ばしできない」という当事者の思いに突き動かされて、いっしょに踏み出した。

■「空白の期間」なくすクリニックを

ＪＤＷＧ発足後、木之下さんも新たな挑戦を始めた。２０１５年1月、東京都三鷹市に外来のクリニック「のぞみメモリークリニック」を開いたのは、認知症と診断された初期の人の支援をしたかったからだ。ＪＤＷＧの藤田和子さんが問題提起した「空白の時期」をなくしたい。診断は「『病名当て』ではなく、どうやって暮らしていくかまで含む、暮らしの応援もできる医療をしたい」と木之下さんは言う。

今とりわけ気になっているのは一人で受診する人だ。全体のまだ2割だが、これから独居も増える。本人一人に診断を伝えなくてはならない。本人の医学的な事実をまずは丁寧に説明し、必要に応じてA4の紙1枚にわかりやすい文章にして渡す。診断前後にスタッフがゆっくり話を聞く。暮らしをつくっていくための情報を伝え、いっしょにやっていきましょうと呼びかける。

掲げるたいまつは「患者ではなく、人としてみる」。お互いの「関係性」だ。クリニック独自に、認知症の本人たちの「くらし研究会」を続けている。参加者は7人ほど。看護師の水谷さんが司会をして、互いに知り合い話せるように、引き出す。

さらに地域のだれもが参加できる「くらしの教室」も1カ月おきに開いている。「認知症になって『も』『安心』できる地域」ではなく、「認知症になっていい地域・くらし」をつくっていきたい。「認知症とともにだれもが希望あるくらしを。自分の人生を希望をもって生きることのお手伝いができれば」と願う。クリニックの「のぞみ」はこの「希望」から名づけた。入ると色はあわい緑やベージュ。心地のいいソファのボックス席にお茶やお菓子もある。ちょっとファミレス風で、何だかほっとする。

医療は転機のただなかにある。診断して「認知症」だと伝えるとき、自分が言いにくいなと思うのはなぜなのか。認知症は、実際はそんなに怖い病気ではない、と思いたいのだが……、まだ言い切れない。育てるべきは、地域の「まなざし」。認知症への、いやもっと広い人間へのまなざし。それはいずれ、自分にかえってくるまなざしだ。

8章 「働き、人をつなぐのも僕の役割」 39歳でアルツハイマーに

その場に現れた丹野智文さん（40）の若さに驚いた。

2014年11月5日夜、東京・六本木ヒルズで開かれた「認知症サミット日本後継イベント」の政府主催レセプション会場。ダークスーツの男性が多いなかで、水色のボタンダウンのシャツに黄色と赤のチェックのネクタイ、グレーのジャケット姿。髪も明るい茶色でリュックを手にしている。翌日からインドで開かれる認知症の国際会議に出るために、仙台から着いたところだった。

たたずまいはジャニーズ系だ。

六本木のど真ん中、51階のシックな会場で、若年認知症の当事者として、海外のゲストたちを前に語り始めた。39歳でアルツハイマー型認知症と診断された、日本認知症ワーキンググループの最年少メンバーだ。

「病気をオープンにしようと思うまでに葛藤がありました。まだまだ偏見をもっている人が多いからです。家族に迷惑がかかるのではないか、子どもたちがいじめられたりしないか。子どもたちに

話すと、『パパは良いことをしているのだから、いいんじゃない』と言ってくれました。私はその言葉でオープンにしようと決めたのです」

翌日インドへ同行する両親が会場で息子を見つめている。そして彼は時代の申し子のように、その後大きく飛躍してゆく。51階の会場から眼下に広がる夜景の輝きとともに、丹野さんとの忘れられない出会いとなった。

1　丹野智文さん、ナンパとまちがえられ病気オープンに

■ネットで検索　悪い情報ばかり

13年4月、丹野さんは39歳と2カ月で若年性アルツハイマー型認知症と診断された。仙台で妻と中学生、高校生の娘2人の4人で暮らす。毎朝7時20分には自宅を出て、バス・地下鉄とJRを乗り継いで通勤する会社員だ。

異変を感じたのは09年秋ごろ。地元の大学を卒業して、「ネッツトヨタ仙台」に入社、トップ営業マンだったのに物覚えが悪くなり、店でも「お客様」の顔を忘れるようになった。毎日顔を合わせるスタッフの名前も出てこなくて声をかけられない。疲れかストレスがひどいからなのか……。病院へ行こうと決めたのは38歳のクリスマスだった。

近くの脳神経外科に行くと、すぐ大きな病院の「もの忘れ外来」を紹介された。入院。検査の結果、「アルツハイマーの疑いがあるけれど、この若さでは考えにくい」と大学病院に行くように言われ、数日後大学病院へ再び入院。検査後、同い年の妻と二人で医師から結果を聞いた。

「アルツハイマーでまちがいありません」

妻に心配をかけないように、平然とした顔で聞いたけれど、横で妻が泣いている。「アルツハイマー＝終わり」を思い出した。妻が帰って、病室に一人になると涙がこぼれた。病室は4人部屋だった。夜、不安で眠れない。消灯後、携帯で検索した。

「30代」「アルツハイマー」「若年」

検索を繰り返すと、「若年性認知症は進行が早く」「何もわからなくなり」「2年で寝たきり」など、悪い情報ばかりが目についた。調べれば調べるほど「早期発見・絶望」「認知症＝終わり」だと感じた。

仙台で治せる病院はないのか。期待をこめて「宮城県」「アルツハイマー」で調べると、「認知症の人と家族の会」という会の宮城県支部が仙台にあることを知った。この先どうしたらよいのか、仕事をクビにならないか、不安で胸がいっぱいだ。何か、国からの支援がないか。退院後まず区役所に行った。だが、返ってきたのは冷たい言葉だった。

「40歳以下の場合、介護保険が使えないので何もありません」

■「認知症の人と家族の会」と出会い、救われる

帰りに、「認知症の人と家族の会」の事務所へ行くと、「若年のつどい」を教えてくれ、担当者に連絡を取ってくれた。夜、その人から携帯に電話があった。それがのちに丹野さんの活動のパートナーの一人になる若生《わこう》栄子さん（65）だった。「若年」といっても、「若くて60歳」と聞き、やっぱり……場違いか。妻は「まだ、早いんじゃない？」と言ったが、1回だけ顔を出してみようと思った。

行ってみると確かに年配の人ばかりだ。だが、みながやさしく声をかけてくれる。話をしてみると同じ病気、飲んでいる薬も同じ！　なんだかうれしくなった。病気のこともここなら言える、わかってくれる人がここにいると感じた。

家族の会に行こうと思ったのは、妻のためだった。いつか自分の病気が進んだときに、妻が相談できる所がほしい。自分が通っていれば、だれかが彼女を助けてくれるのではないかと期待した。だが実際は自分が助けてもらい、今では楽しんで集いに参加している。認知症＝終わりでもないことに気づいた。障害年金や自立支援医療などの支援制度などいろいろなことを教わった。

13年の暮れ、家族の会の当事者が集まる会で、全国の当事者と出会って、診断から10年経っても変わらない人がいる、何もできなくなるわけではないと知って勇気をもらった。この人たちのように前向きに生きて行こうと思えるようになった。

診断後、職場の上司と社長に妻と二人で、診断されたことを話した。子どもたちは当時中学生と

小学生。家族のために絶対に働かなくてはならない。洗車でも何でもしますから雇ってくださいと頼もう。社長の野萱《のがや》和夫さんは「身体は動くだろ、何でも仕事はあるから戻ってこい」と言ってくれた。「長く働けるように、環境をつくってあげるから」と、営業から本社の総務人事グループに異動し、13年5月の連休明けから復帰した。いまは事務職をしている。仕事の手順をまちがえないように、ノートには、たとえば「印刷　ファイル↓」とくわしく書き、見ながらこなす。

■いつも笑っていよう

丹野さんは明るく、笑顔を絶やさない。

なぜ、そんなに明るく笑っていられるんですか、と尋ねたことがある。

「会社に『お客様』のリストを渡すようにって言われたときは、『これで人生終わったな』って思った。300人だもんね。でも子どもを育てなくてはいけない。洗車でも何でも働かせてくださいって、頼もうと思った。会社の指示で事務の仕事をしてる。だから、あいさつは元気に、おはようございますって。遅れてもコソコソしないで、『道に迷いました』ってあいさつして、いつもニコニコしてるんだ」

気持ちの落ち込む日もあるでしょ？

「そんな日は特に、好きなネクタイしておしゃれして、好きな音楽を聴きながら行くんだよね。仕事中、手が空いていれば、同僚に『手伝うよ』って声かけるようにしてね。自分より若い女性たちに教えてもらってるよ、いろいろと」

いまは、「障害者雇用枠」の担当もしている。問い合わせがあると、「僕自身がアルツハイマーですから」と言うと、とても驚かれるという。

頼まれれば各地の講演にも出かける。でも「仕事が一番」。これからも働き続けることが大切だ。

■子どもたちに伝える

子どもたちにすべて話したのは病気がわかってから半年ほど過ぎてからだ。

それまで話せなかったのは、どう話したらいいのか。ショックで受け入れることができないのではないかと思ったからだ。子どもたちは、入院をしたので何かの病気だとは思ったはずだ。退院後、混乱しているのを見て不安だったのだろう。ある日、ママに「パパ死ぬの？」と聞いていた。

妻は家族の会の集いに出かけたとき、先輩たちに相談した。「わかってくれるはずだから話した方がいいよ」と助言された。数日後、丹野さんが帰宅すると、娘たちが「ママからパパの病気のこと聴いたよ。ママが泣きながら話してくれたよ」と言った。「そう、記憶が悪いから助けてね」と笑いながら返した。

その後、次女は若年性認知症をテーマにしたドラマの再放送を見て、パパの病気は大変だと感じたようだ。認知症の番組で初期でも暴れるとテロップが流れると「パパは、暴れないのにね」と言ってくれる。少しずつだけれどわかってくれたことで、今は病気の話も自然にするし、いっしょに認知症の番組を見ることもできる。

リビングの壁には、丹野さん専用のカレンダーを張って予定を書き込んでいる。会社への出発時間も、「パパ、もう行く時間だよ」と娘たちが教えてくれるという。

病気になって一番つらいことは？

「病気になったことではなく、妻、子どもたち、両親に心配をかけていることです。妻は気にしていないふりをして明るく接してくれるけど、陰で病気のことについて調べている。両親は心配で心配でしょうがないのがわかる。本来なら親孝行をしなければならないのに、これから先も心配をかけ続けるかと思うとつらい」

だが、悪いことばかりではない。

家族と過ごす時間が増えた。営業マンだったころは仕事中心の生活で、夜遅くに帰宅し、休日もお客さんとゴルフに出かけた。いまは夕食を家族そろって食べ、娘たちとのおしゃべりも増えた。難しい年齢にさしかかるけれど、いっしょにいられる時間を大切にしたい。両親ともしょっちゅう話すし、きょうだいとも関係が深くなったと思う。家族の会の人々と知り合えたこと、たくさんの人のやさしさにふれ合えたこと、悪いことばかりではない。

■ナンパとまちがえられる／オープンにしよう

生活していて困るのは、障害者だとだれも気がつかないことだ。

通勤途中、自分がどこにいるかわからなくなって男性に尋ねると怪訝そうな顔をされ、若い女性に声をかけるとナンパとまちがえられた。初期の認知症の人は、見ただけではわからない。スーツ姿で尋ねても「本人」が困っているとはわからないので、病気をオープンにしようと思った。認知症の人と家族の会などで、病気だとわかってもらえば、サポートし、支えてくれる人がたくさんいると知ったからだ。

だが、葛藤があった。アルツハイマーに偏見をもっている人はまだまだ多い。家族に迷惑をかけたり、子どもたちがいじめられたりしないか。

14年3月に入って実家を訪ねて両親に相談すると、「何も悪いことをしてるんじゃないんだから。私たちのことは気にしないで自分の思うようにしなさい」と言ってくれた。

子どもたちには、近くのファミリーレストランで食事をしたときに、「話を頼まれたらしようかと思うけれど」と相談した。妻は出かけていて3人でテーブルを囲んだ。

「もしかしたら友だちにも知られるかもしれないよ」

「パパは良いことしているんだから、いいんじゃない？」

長女が言うと、次女もうなずいてくれた。その言葉でオープンにしようと決めた。

講演を始めて小学校でも話すようになった。その後、全国から講演やシンポジウムに招かれ、テレビや新聞の取材をうけて雑誌で連載など思わぬ世界が広がってゆくとは夢にも思っていなかった。

■ヘルプカード　乗り越してもニコニコ／「帰ってきてくれるからいい」

いまは手製の「ヘルプカード」をいつも定期入れにはさんでいる。通勤時間は約80分。バス、地下鉄、ＪＲで乗り降りする駅の名前を書き、「若年性アルツハイマー本人です。ご協力をお願いいたします」と書いてある。

ここがどこかわからなくなったとき、尋ねる人にだけそっと見せる。定期入れをずっと見ている丹野さんのようすから、道に迷っていると気づいた若い女性が「私もこの駅まで行くので、いっしょに行きましょう」と、案内してくれたこともある。人は、人を助けたいと思っている。でもどうしたらいいのかわからない。だから助けてほしいことを具体的に書けば助けてくれる、というのが丹野流の考え方だ。カードを持って、毎日通勤している。

カードは安心感にもつながる。自宅の前にバス停がある。乗り過ごすこともある。

「妻は『迷っても最終的に帰ってくるからいい』って。笑ってるんだよね。こんな怒られない環境がいい。笑って見逃してほしいんだよね。僕も『下りる駅やバス停を忘れないように』って緊張すると疲れてしまう。家を通り過ぎても、次で下りて歩けばいいと思う。その方が疲れないでしょ?」

心配ではないですか、と私が丹野夫人に尋ねるとこう言った。

「いつか帰ってきてくれるから、いいと思って」

で、怒らず責めずニコニコしているという。なんて賢いんだろう。夫は万一のときは人に尋ねることができる。カードを持っているのも心強い。

「妻は僕が何かまちがっても、笑っていてくれるのがいい」と言う。たとえば、朝のコーヒーを丹野さんが自分で入れた。そのことを忘れて妻に「入れてくれてありがとう」と言っても、「いいよいいよ～。パパが自分で入れたんだけどね」と笑っているそうだ。

■忘れたっていいじゃない

14年春、中学高校時代の弓道部の仲間10人ほどが集まった。みんなの顔覚えているかな、昔のこと忘れてないかなと心配だった。病気のことを知ってもらいたかったので、「アルツハイマーになったんだよね」と軽やかに話した。

「次に会うとき、みんなのこと忘れてたら、ごめんね」

笑いながら冗談交じりに言うと、先輩が返した。

「大丈夫、おまえが忘れても俺たちが覚えてるから」

「忘れないように定期的に会おう」とも言ってくれた。言葉に詰まった。

僕がみんなのことを忘れても、みんなが覚えていてくれる。それでいいじゃないと思えた。これから多く

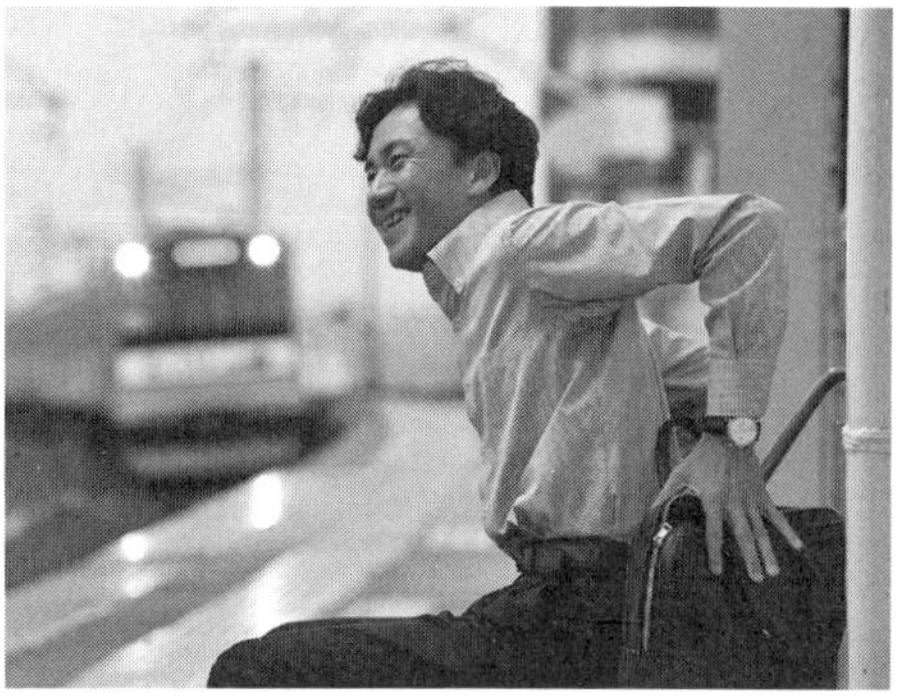

1日の仕事をおえ、駅でちょっと一息。JR、地下鉄、バスを乗りついで帰る。定期入れには、迷ったときに使う「ヘルプカード」も＝仙台市内で、15年9月25日夕。

の人の顔を忘れてしまうかもしれない。でもみんなが自分のことを忘れないでいてくれる。だから忘れたっていいじゃない。そう思ってこれから生活していこうと思えるようになった。

■偏見は自分のなかにも、役所にも

病気に対して偏見をもつ人がいる、だから表に出たくない、オープンにしたくないと思う人が多いのが現実だ。

「でも自分のなかにも偏見があった」と丹野さんは気づいた。自分が病気になったために、病気について勉強をしてずいぶん変わった、という。

自動販売機に向かって話しかけている人を見かけると、以前なら「変な人がいるからかかわらないように」と思っていたけれど、いまはこの人も病気かな、家に帰れるかなと思って、話しかけようかなと思う。

病気を理解することで考え方が変わった。だから、多くの人に病気のことを知ってほしいし、理解してほしい。

区役所では初め、「介護保険は40歳以下の人には何もない」といわれた。その後、「認知症の人と家族の会」で、精神障害者手帳と自立支援医療の申請ができると教わって手続きに出かけた。障害者手帳の申請はできたが、もうひとつの自立支援のことは忘れていた。自分でノートに書いていたので気がついて申請した。

なぜ、手帳申請のときに係の人が自立支援のことも教えてくれないのかと思った。「手帳とは別に、こういう支援もあるけれど申し込みはしましたか」ときいてほしかった。家族の会でも同じような話をきいた。困った人が何人もいたようだ。

障害年金の窓口では、男性の年配の人に「本当に病気なの、病院には行ったの」ときかれた。障害者手帳を見せて年金のことを尋ねると、「障害年金は1年6カ月後にしか申請できません。その間に治るかもしれないから」と言われた。申請できないのはしょうがないけれど、アルツハイマーは治らないといわれているのに……と思っていると、「何で病気になったの」ときかれた。

そんなこと、わかるはずないだろう、こっちがききたいよと言いたかった。こんな腹立たしい思いをすることがないようにならないものか。これが偏見なのかなと感じた。

■当事者団体の最年少メンバーに

14年夏、知人から教わって、仙台市長に手紙を書いた。

手紙を出すと、市長から返事が返ってくると聞いて、区役所の対応などで感じたことや家族の会の介護者や当事者の話を聞いてほしいと書いて送った。何かが変わるかもしれないと期待したが……。手応えはなかった。自分一人が何を言っても変わらない、とがっかりしていたときに、日本認知症ワーキンググループ（ＪＤＷＧ）設立の話が飛び込んできた。日本初の、認知症の当事者団体だ。一人ひとりの声は小さくても、本人が集まり、話し合い、声を結集し、社会をよりよく変えていくための建設的な提案をしていきたいと当事者が集まった。

若年の立場から、30〜40代でも認知症になる可能性があること、子どもを育てるために働かねばならないこと、支援が必要なこと、認知症になったら終わりではない、何もできなくなるということはまちがいだ、と伝えたい。

診断直後から介護保険を使うまでの「空白の期間」について、これから認知症になる人にとって幸せな社会になるような制度ができるように、発信していきたい。病気になってから、何か物事を頼まれたとき、勇気を出して一歩踏み出すことでいろいろな道が広がってゆくことを知った。自分が笑顔で活動することで、いま、絶望している人が認知症でもこんなふうに生活できるんだと前向きになってもらえると、うれしい。

■えにしの会で「認知症が進んでも怖くない」

15年4月。東京のプレスセンターで開かれた福祉と医療・現場と政策の「新たなえにしを結ぶ会」のシンポジウムで丹野さんと再会した。私はコーディネーターで8人の話者がいた。テーマは「地域包括ケアのニセモノ・ホンモノ」。丹野さんは第3部のトップバッター。いつも20分は話す原稿を削りに削って、制限時間の5分をきっかり守ってくれた。壇上で他の人の話にじっと聴き入る。「MSWって何ですか?」途中でわからないことがあると隣の席の私に質問した。「メディカル・ソーシャルワーカーです」と説明すると、うなずいてメモをした。

認知症ケアで注目されている小規模多機能施設「おたがいさん」を運営するあおいけあ代表、加藤忠相《ただすけ》さん（神奈川県藤沢市）や、地域まるごとケアで知られる永源寺診療所の医師、花戸貴司さん（滋賀県東近江市）たちから、ユニークな報告が続く。登壇者には厚労省の唐沢剛局長もいた。

この日、丹野さんは妻といっしょに午前10時からの資料詰めのボランティアもして、昼の打ち合わせにもぶっ通しで出席。夕方からのシンポジウムに登壇して3時間舞台にいた。トイレ休憩もない強行軍だ。話者が一巡して、時間を守った丹野さんに、壇上で最後に感想をもとめると、

「いろんな人の取り組みを知って、認知症が進んでも、怖くないような気がしました。僕は認知症だけれど、同じ認知症の仲間を支えていきたいと思っています」

と笑顔で話してくれた。パネラーも聴衆もうなった。それぞれの実践への最高のねぎらいであり、評価だと感じた。

打ち上げの席で、言った。

「認知症になっても、でも、わるいことばっかりじゃないよ。小学校に認知症の講演に行ったとき、ある子に『認知症になって、よかったことは？』ってきかれたんだよね。子どもってすごいよね。素直にきくんだよね。だから、『つらいこともあるけれど、よいこともあるよ。いろんな人に会って、人のやさしさを知って、こうしてみんなにも会えた』ってこたえたんだよね。『認知症になってよかったことは』って、話せるようになるといいよね」

私は、丹野さんの明るい声に聴き入っていた。認知症の当事者の新たな世代だ。当事者発信は次

のステージに入ったと感じた。

2　恩人、タヌキのおっちゃん

心配りの深さを感じたのは15年11月14日のことだ。

スコットランドから来日したジェームズ・マキロップさんの認知症ワーキンググループのフォーラムが終わった夕方、丹野さんが携帯に電話をくれた。

「ご飯食べに行くけど来ませんか？　当事者ばっかりで」

思わぬ提案がうれしかった。夕方から小雨。有楽町駅前に行くと男性ばかり5人が待っていてくれた。私も仲間に入れてもらってガード下の赤提灯をめざすことに。道すがら丹野さんが私にささやいた。

「人をつなぐのも、僕の役割だから」

えっ？　驚いた。丹野さんの話をききたいといった私の意図をよくわかってくれて、ほかの当事者の人も交えたざっくばらんな場を考えてくれたんだ。なんという配慮。

■「おれの子どもジャン」

感心しながら赤提灯の畳に上がる。いちばん奥の細長いテーブルを囲む。まず生ビールを注文。乾杯する。丹野さんが私に奥の人を紹介しようと、「広島の……」と言いかけると、その色つやのいい男性が、名刺を出してくれた。

「竹内裕《ゆたか》」。名前の横にタヌキのかわいいイラストが添えてある。丹野さんが言う。

「おととし（13年）の11月に、広島から宮城に来てくれてね。認知症でもこんなに元気で生き生きしてる人がいるんだってわかって。『何だ、認知症でも大丈夫じゃん！』ってね。『若年でなると2年で寝たきりだ』っていう情報しかそのころは知らなくって。竹内さんは口は悪いけどね、でもこんなに明るい人がいるってわかって前向きになって。それで、僕も『おれんじドア』を仙台で始めてね」

「おれんじドア」は、「認知症と診断された本人の、その不安をいっしょに乗り越えられたら……」と願って、15年5月、丹野さんが呼びかけて始めた「本人のためのもの忘れ総合相談窓口」だ。

案内には「認知症の診断を受けて、これから先、どうなるんだろうと不安で仕方がなかったとき、私を前向きにさせてくれたのは、私より先に診断を受け、その不安を乗り越えてきた認知症当事者の方々との出会いでした」とある。

いま目の前にいる竹内さんがその人だった。ビールをゴクゴクあけて、恩人は言った。

「おれの子どもジャン」

竹内さんは49年12月生まれ。団塊の世代の最後で65歳だ。59歳で認知症と診断された。丹野さんと出会った当時、診断から5年以上たっていて、丹野さんは41歳。確かに親子ほど違う団塊ジュニアだ。丹野さんは竹内さんに出会っていっしょに富山で開かれた交流会にでかけて、そこで「10分自分のことを話してみないか」と誘われたとき、やってみようと引き受けた。それがきっかけで、公の場でも話すようになり、14年10月に認知症ワーキンググループ発足時のメンバーに加わった。11月には認知症サミットのレセプションで話し、年明けには安倍首相と総理官邸で会い、各地で講演し、テレビにも出て……と大活躍だ。

「きっかけは俺かもしれんけど、今や、俺の方があおられとる。『竹内さんはそんなに元気で声も出せるのに、なんで何もせんの?』って言われて。グサッときてね。でも丹野さんはサポートする人がたくさんおるけ、ええけど、俺は……って、でもそれは言い訳やね」

で、竹内さんも日本認知症ワーキンググループのメンバーに入ることにした。

「営業マンやから、ええなっと思うと、自分で行くんよ。『来る者拒まず、去る者は追わず』。営業マンやけ、顔は覚えるんよ。でも名前と顔が一致せん」

「俺は前頭側頭型認知症、アルツハイマーって診断されて、俺は何にも変わってないのに、仕事をやめさせられて、社会から抹殺されて。でも別の人には『認知症に見えんけど、何でなった?』って。きかれても俺も答えようがない……」

みんなウンウンとうなずきながら、グラスをあけ、焼き鳥や明太子入り卵焼きをほおばる。

丹野さん、竹内さんのほか、この日はワーキンググループ共同代表の佐藤雅彦さん、初対面の水野隆史さん、まだ名前はオープンにしていない当事者の男性Aさん、そして私の6人。何度もそれぞれの話に聴き入り、うなずいた。

水野さんは認知症の本人だ、とばかり思っていたら名刺に「若年認知症いたばしの会　ポンテ事務局」とある。「保健師、看護師、介護支援専門員」と書いてある。「ポンテ」とは、イタリア語で架け橋という意味で、「認知症の本人とそれ以外の人の架け橋になろう」とつくった会だと教えてくれた。

■各地で発展しよう

一人暮らしの認知症の本人の生活の場、居場所を考えていると、水野さんは言った。丹野さんは家族と暮らしているが、竹内さんはいま、広島市内の「シェアハウス」で暮らしている。80〜20代の学生など6世帯が入っている。近所の子どもたちが早く帰ってくると、親が仕事から帰るまで、見守りながらいっしょに遊ぶこともある。ワーキンググループ共同代表の佐藤さんは、いまは高齢者用の賃貸ではなく、食事のついたケアハウスに移ったという。

「自宅のローンが25年残ってるから。25年だよ」と丹野さんは言った。自分の居場所、家は大切だ。

「それぞれが、各地域でやるのが大切だよね」

丹野さんは仙台で「おれんじドア」を毎月第4土曜日に開いている。藤田和子さん（7章）は鳥取で「若年性認知症問題にとりくむ会・クローバー」を続けている。

講演に招かれて各地を訪ねると、実におもしろい。認知症カフェでも、「名古屋はモーニングカフェ」がある。「名古屋はもともと朝食を家で食べないで、喫茶店でモーニングセットを食べる習慣があるから、認知症の人も朝その場で集うのが自然だ」というわけだ。なるほど。夜、仕事帰りに居酒屋で今夜のような認知症カフェをするのもいい。

「若い人がやると、全然違う。資料もメールやフェイスブックでやりとりするしね」

宮城県の家族の会のホームページを変えたいと思っている。当事者が笑ってる写真をトップにもってくる。本部発行の会報「ぽーれぽーれ」も、「郵送するのと別にメールで配信する人は年会費を安くして、郵送か配信か選べるようにしたらどうかと思う。フェイスブックで会員になる人を呼びかける」など、いろんな案が浮かんでくる。

■一歩踏み出す、出会いで変わるよ

「認知症になっても、人生を変えることができるって。それには持ちつ持たれつで。気を遣わなくていい関係がいい。サポートしてくれてる若生さんのことを『おっちょこちょいの若生さんです』とか紹介したりして」

「人生って、いやって言わないことが大事かなって思う。これは絶対に無理というのは別にしてね。富山で10分間話してみないかって言われたとき『はいっ』と言ったのがきっかけで講演するようになって、安倍首相とも会って、この一年は挑戦ばっかりだった。一歩踏み出すと、人生が変わるよ。テレビとか出ると、ネットで批判されることもある。『仕事そんなにがんばらなくても、国にお金もらえばいいのに』とかね。でも、自分が認知症を受け入れてしまうと、怒りじゃなくって、何か言われても『わかってないなあ』と流せる」

向かいで竹内恩人が、ホルモン焼きをモグモグして言った。

「ケツまくる。俺は俺でいいじゃんって」

偏見には、いまもいろんな思いがある。

「長年、認知症の支援者としてかかわってきた人でも、自分が認知症になると公表しない人もいるもんね。偏見は自分のなかにあるんだよね、社会にもあるけど。うちの奥さんも100％じゃないと思うけど、子どもたちのこともあるし。でもこれだけ公でやり始めるとしょうがないって。最低でも笑顔で。Ａさんもその笑顔で発信していけばいいと思うよ」

穏やかな丹野さんの口調が厳しくなった。

「テレビ局の取材をうけたとき、『認知症らしくないから撮り直し』って言われてね。道に迷ったりウロウロしたりしているところを撮影したいって……。『フザケルナッ』って、怒ったんだよね」

そんな取材もあるのか。メディアが偏見を助長している。自戒したい。

もし、自分の病気が進んでも「進んだらそれを隠さないで、進んだら進んだでいいさって思って、姿をありのままに出せばいいいんだと思う」。

いずれ認知症が進んでいくことも覚悟している。それを隠さない。ありのままを出す。この夜、初めてきいた丹野さんの胸の内だ。

いまはまだ仕事ができる。だから、手が空いて、だれかが忙しそうだと「何か手伝えることある？」と声をかける。頼まれてできないことは「難しくてできない」って言う。そうすると周りの人たちはふつうに「飲みに行きませんか？」って誘ってくれたり、彼氏のこと相談してくれたり。どうぞ、この日々が続きますように——。

先輩の佐藤雅彦さんが横で「俺も言葉が出てこなくなってねぇ」とつぶやいた。

本人同士だからこそ、ありのままを話せる。

「おねえさ～ん、ビール。それと鳥ぞうすい」

「梅ぞうすいも」

金曜日の夜。有楽町のガード下の店は、ほろ酔いの人でにぎやかだった。

「ここ、サラリーマンなんかよく来るんでしょ？」

竹内さんの声はちょっと懐かしそうにもきこえた。みんなで笑って、よく食べた。

3　ジェームズとの出会い、飛躍へ

「夢のような時間を過ごしています。今までジェームズとご飯を食べてました」

丹野さんからこんなメールが届いたのは15年11月22日夜。当事者活動の先駆者として、スコットランドで認知症の当事者でつくる「スコットランド認知症ワーキンググループ」の初代議長、ジェームズ・マキロップさん（74）と妻のモーリーンさん（61）が15年11月来日し、東京、大阪でフォーラムを開いた。年齢は親子ほど違うが、この出会いは丹野さんにとって予想以上に深く、彼を大きく飛躍させた。大阪では丹野さんも登壇して夫妻と対話した。その前夜のメールだった。

翌日、ジェームズさんはフォーラムで体験を静かに語った。

「1999年に認知症と診断されたときは、雷に打たれたように感じました。その後、2人の女性の支援者との出会いが私の人生を大きく変えました」

2人の女性とは、当時アルツハイマー協会の職員だったブレンダと、研究者のヘザーだった。年金の手続きにきたブレンダから、クリスマスのバザーの手伝いをしてくれないかと誘われた。最初は断った。だが「値札をつけるだけでいいから」と誘われ、引き受けた。ブレンダはジェームズさんがあまりに落ち込んでいるのを見て、「放っておけない」と思ったのだ。

参加してみると、「驚いたことに人とまだ話せる」ことに気づいた。うつになり自宅にひきこもり長い間、だれとも話をしていなかったからだ。バザーで「もっと買ってください」なんてやりとりをする自分に驚いた。そして研究者のヘザーから頼まれて講演をするようになった。「認知症の本人に人前で話をさせるなんて、勇気のある人だなあ」と思った。最初は5分、しだいにのびていった。3人は何度も集まっておしゃべりをした。そこで、なぜ認知症の人のグループがないのか、という話になった。

「医師も看護師も自分たちの団体がある。電車の運転手もバスの運転手も、介護者のグループも世界中にあるのに、認知症の人のグループがないのはおかしい」

創ろう！　と思い立ち、02年に立ち上げた。最初、認知症の本人はジェームズ1人だった。高齢者施設を訪ねて「いっしょにやりませんか」と声をかけ、徐々に広がった。今メンバーは約130人になった。

02年、最初に取り組んだのは言葉を変えることだった。「認知症患者」「認知症に苦しむ人」から、「認知症の人」「認知症のある人」「認知症とともに生きる人」へ。キャンペーンの結果、今ではヨーロッパ・アルツハイマー協会、イングランドとスコットランド政府は「患者」という言葉は使わないという。議会への働きかけなどを続け、保健大臣と定期的に会合をもつようになった。政府の委員会に招かれ、政府が認知症にかかわろうとするときは、必ずワーキンググループのメンバーに参加を要請するほどになった。

最大の成果は09年、スコットランドの認知症戦略の策定に参加したことだ。そして、認知症と診断されたその日から1年間、担当の支援者、リンクワーカーが無料で保障される制度をつくることができた。これにはワーキンググループのメンバーなど当事者ももちろん協力している。人生を精いっぱい楽しんでいる認知症の人やその家族に会うことがなによりの喜びになるからだ。

日本の「早期絶望」とは雲泥の差だ。こんな仕組みや支援が日本にもぜひほしい。

丹野さんは、日本のワーキンググループとジェームズの対話の会の司会を引き受けた。例の「いやって言わない」流儀で。さらにＮＨＫの企画で二人の対話の番組も放送された。

■ジェームズとの共通点

ジェームズさんも偏見に打ちのめされた時期があった。妻や4人の娘たちに暴言を放ち暴力をふるったこともあった。家族は家を出ようと思い詰めたという。家族崩壊の寸前だった。「あんな思いをだれにもさせたくない。この思いが活動の原動力になっている」

認知症を隠すと、受けられるはずの支援を拒否することになる。ジェームズも最初は隠した。偏見を恐れたからだ。「特に子どもが学校でいじめられるのではないかと思うと恐ろしかった。いまは子どもたちは私を誇りに思ってくれている」

支援者がとても大事だと考えていることも丹野さんは納得できた。ジェームズにはブレンダがいた。「私にはいま、若生さんがいる。私だけではなくてたくさんの人にパートナーがつくにはどうしたらいいのか」。丹野さんが尋ねた。

「スコットランドにも同じ問題があった。お金がいるが、それは政府しだいだ。介護施設に入らずに自宅で暮らせたら、巨額の経費が節減できる。政府も歓迎する」

日本の政府を変えるには何が必要か。

まず、認知症の人たちに会いに行き、グループを育てる。政府と話すときは、自分は「プロ」だという気概をもって。支援者をふやすことが他の人にも利益になると説明をする。「私のいう『プロ』とはたとえば、文章にまちがいがないかチェックする。返信用の封筒を入れる。相手の印象が違う。役所に行くときはキチンとしたスーツを着て髪を整える。相手に敬意を払い、忙しい人の時間を守り、約束の時間を超えない」

丹野さんは「これまで私は、藤田和子さんたちに付いていけばいいやと思っていたけれど、子どもたちや妻、両親のためにも（社会を）変えていかねばと改めて思った」。

そして、ジェームズが感じた「認知症になった自分たちしかできない役割が自分たちにある」という確信を、丹野さんも抱いていった。

ジェームズは言った。

「認知症はこの世の病気のひとつにすぎない。認知症の人にとってよいことはみんなにとってよいことである。だから丹野さんたちワーキンググループの活動が大事。私の助言は『あきらめるな』。あなたが価値ある人間だと示し、それが認められるまで。それが理解されるまで扉をたたき続けてください」

■いつか子どもたちに尊敬されるように

大阪のフォーラムで、15年11月23日、丹野さんは「これから自分の症状が進んでも、ありのままを話していきたい」と語った。この若さで未来を覚悟している……。司会役のベテランTVキャスター、町永俊雄さんが言葉をつまらせた。あの有楽町の居酒屋でつぶやいたことを公の講演で語るとは。丹野さんの覚悟を感じた。

終了後、会場のロビーで聴衆に囲まれる丹野さんに、ジェームズが「言っておきたいことがあるんだ」と腕を広げて近づいてきた。

「君は僕の後に続いている存在じゃないよ。君の話はすばらしかった！　僕と同じことを言っている。いっしょだよ。すばらしい！」

ジェームズが彼を抱きしめると二人の涙があふれ出た。

「僕は若いから特別だと見られていて、でも国が違ってもこんなに同じで、活動していく意味を感じた。自信をもってやっていけると思った。仙台から変えていきます」

「とても大変だけど、きっと報われると思う。活動すると、もっといい人間になると思うよ」

フォーラムの参加者も感激して二人を見守る。私はこの場にいられる幸せで胸がいっぱいになった。

「若生さんに『ずっと今のままでいてほしいけど、もし、症状が進んでも講演活動をやっていこうと思っている？』って、きかれて。僕一人ではなく、パートナーがいてくれるので、できればなあと思って。ありのままの自分でいたいと思う。最初はプロみたいに、きちんと講演をと思ったけれど、無理にいいことを言おうと思わなくても、とりあえず、笑ってやっていこうと思って」

丹野さんは、ジェームズと出会って共感することが多かった。

「認知症と関係なく、一人の人間として、男として尊敬してる。ジェームズも、子どものことが心配だったって。今はパパのことを尊敬してるって。僕もいつか尊敬されるようになると信じて。いまは言葉にならないけれど、いっしょに認知症の話をしたりすると幸せなんだよね。認知症になったことは決していいことではないけれど、『おかげ』というのはある。子どもたちにわかってもらうことが、これから認知症になった人にとっても……いい社会になることにつながると思う。

子どもたちや会社も少しずつだけど、変わってきたしね。いろんなことが一気には変わらないけれど、ジェームズと会って、伝えることが大切だと改めて思った」

■僕も1年、毎晩、泣いてたよ

ホテルで一休みすると、丹野さんは夕方、大阪の当事者との交流会に出かけた。

講演先ではできるだけ、当事者と直接話すようにしている。この日は当事者3人を含む家族や支援者が、「認知症の人とみんなのサポートセンター」（代表沖田裕子さん）で、お好み焼きをつくって待っていてくれた。

まず、じっくりと本人の話をきく。そして、丹野さんは「オープンにすることが大切だと思うよ。僕はオープンにしてよかったからね」と経験を話す。「働きたいということを、はっきりと言う。笑顔でいる。会社では明るく、できないことはできないって言う」。自分が大切にしてきたことを話す。

「（認知症は）見ただけではわからない。言えば、みんな助けてくれるよ。そう言うまで、僕も時間がかかったけどね」

笑顔で相手の目を見ながら、少しずつ話す。

「僕も、1年ぐらいは毎晩、泣いてたよ。妻の前では泣けないから、『先に寝るっ』って言って部屋へ行くと、自然と涙が出てくるんだよね……。去年の当事者の会ではテレビに、『映さないで』って、僕も言ってたんだけど。今はこんなだけどね」

毎晩、1年も泣いていたなんて。そんな時があったんだ。講演では語らないけれど当事者には明かす、ありのままの姿だ。

「妻には言えないことも、パートナーの若生さんには言えることがある。おととい病院に行って、怖かった。進んではいないけど、変化はある。すぐガクッと進むことはないけど、進む。『怖い』とは妻には言えないんだよね」

そうなんだ、気持ちわかる、というように、みんながうなずく。

夫婦げんかはするの？

「妻が怒りそうなときはわかるので、『怒らないで！』って言う」と笑った。

「若生さんに『進んでもありのままの姿で講演をやれる？』ときかれて、最初は『はい』とはすぐにはこたえなかった。プロみたいにうまく話そうと思うとしんどいけれど、ありのままと思うと、疲れないので」

丹野さんの向かいに当事者のまだ若い女性と、その隣にお母さんがいる。

「私は74歳で、娘のことが心配で、心配で……」

あふれる思いをやっと言葉にしたように話すお母さんに、丹野さんは言った。

「お母さんと同じように、娘さんもお母さんのこと、心配してますよ」

娘さんが深くうなずきながら、ハンカチで涙をぬぐう。丹野さんは、本人の気持ちがよくわかり、代弁してくれているのだ。まだ職場にくわしく話していないという親子に、会社関係で信頼できる人一人に話してみてはどうか、と助言した。

「フェイスブックは顔写真があるのがいい。人の顔を忘れてしまうので何度も撮った写真を見てるんですよ。忘れないように」

丹野さんも日々、工夫をして暮らしている。そんな話もした。

お好み焼きにはキムチ味もあって楽しい。やきそばをほおばる。いっしょに食べると心もゆるむ。

「やっぱり、お好み焼きは大阪ですね」

最後はみんなで記念写真。「よけいファンになったわ、いっしょに写真撮って」と囲まれる。フェイスブックに参加者も次々に発信してくれて、ネットで活動が伝わってゆく。フォロワーは16年末には千人をこえた。丹野さんのお母さんも、これで活動を知るのだという。

4 「パートナーはおっちょこちょいがいい」

丹野さんが大切にしているのがパートナーだ。

若生栄子さんは、「認知症の人と家族の会」宮城県支部の副代表で団塊の世代。親の年代だ。丹野さんとは、家族の会への相談で出会った。

「最初は今みたいではなかったんですよ、表情も不安そうで」。若生さんは診断まもなくのころを思い出す。

「でも丹野さんは、生き方を見つけていく力がある。私はパートナーでもあり、友人でもあり、時にはそそっかしい母親としてともに歩かせて頂いています」

丹野さんの周りには医師や研究者、介護の専門家などがいて、助言をもらえる機会がぐんとふえたが、全国からの講演依頼に同行するのは若生さんが最も多い。

「私は側にいて今日の講演の感想を話し、疲れてないかと聞き、時には彼の弱音を聞く、それだけなんです。ともに活動することで多くのことを学ばせてもらっていてありがたい、と日々、感じています。芯が強くてやさしくて賢い丹野さんのファンでもあります。いつまでも今のままでいてほしいと願いながら、彼の生きる様を、眼を凝らして見守りたいと思います」

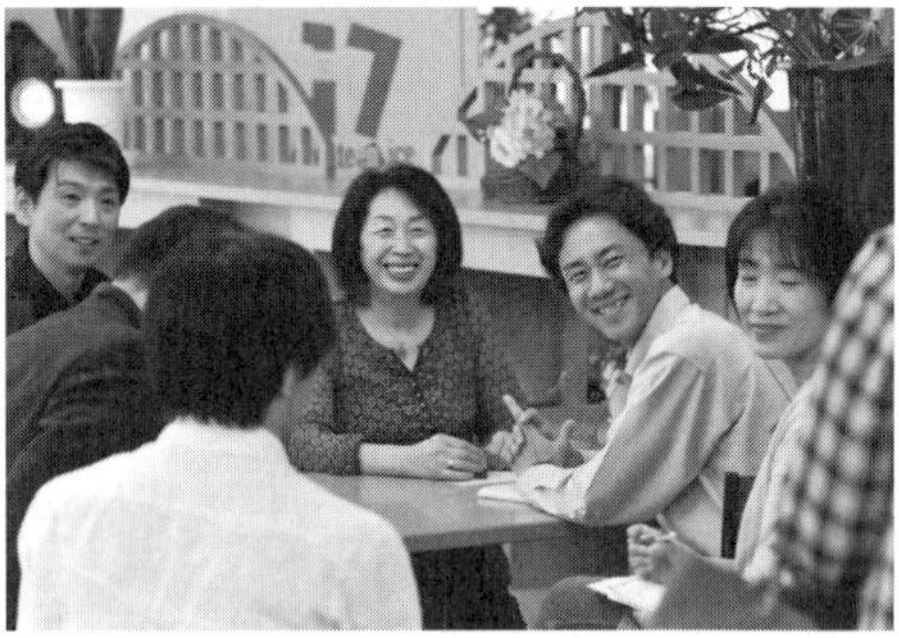

丹野さんは、認知症と診断された本人のための相談窓口「おれんじドア」の実行委員会代表。「本人の不安をいっしょに乗り越えられたらいいよね」。会場でスタッフとにこやかに打ち合わせをする（右から２人目が丹野さん）。向かって左はパートナーの若生栄子さん＝仙台市内で、15年９月26日。

ときに、ふっと丹野さんが淋しそうな顔をしているのを見ることもあるそうだ。勤務先から時間短縮をもちかけられたときは涙を流した。いつも笑顔で、口角をあげて笑ってばかりはいられないはずだ。若生さんの前では弱音もはき、無防備にもなれるのだと、私はほっとした。若生さんは声がゆっくり、ふっくらしてあたたかい。

丹野さんは「パートナーはおっちょこちょいの方がいい」と言う。

完璧でなく、互いに助け合うのがいい。

たとえば、講演に行くのに新幹線のチケットを忘れてきて慌てる若生さんに、「慌てなくても、買えばいいから」となだめる。前の日に「持った？」と丹野さんから確認することもある。

「僕は、その人を思うことで自分の進行を遅らせると思うし、すべてやってもらうのがいいのではない。できないことだけサポートしてもらって、できることをいっしょにする。そういう関係ってすごく大切だと思う」

重い荷物は丹野さんがサッと持つ。大阪では講演前に大阪城へ、鳥取では早朝、砂丘へ。各地でいっしょに楽しむ。ラーメンを食べていて飛行機に乗り遅れて、深夜バスで仙台に早朝帰り着いて出勤、なんて珍道中は何度思い出しても笑える。

「これだけ周りにいい人たちがいるのが俺の強みだと思う。だからパートナーはどんどん何でも話せる存在。おいしいものを食べたり、講演は二の次。この前はスキーに久しぶりに行くのに、上野のアメ横にバッグの安いのを買いに行ったよ」

二つ年上の男性や主治医ではない医師の山崎英樹さんなど、友人のようなパートナーがいる。

「家族以外に複数いるのがいい。今いない人は、これからつくればいいよね」

■おれんじドア

地元仙台市で毎月第4土曜日に開く「おれんじドア」でも、丹野さんは当事者一人ひとりとの出会いを大切にしている。会場は東北福祉大学のステーションキャンパス3階の「ステーションカフェ」。仙山線の東北福祉大駅からつながっている。15年の11月末、訪ねた。紅葉がみごと。大きな窓が開放的で広々として気持ちがいい。

丹野さんが講演などで話すのは、一人でも多く当事者に笑顔になってほしいからだ。

「僕も1年間は泣いてばっかりだったよ。でも、勇気を出して助けてと言うとみんなが助けてくれる」

ここでも、自分のありのままを話す。最初は参加者全員がいっしょに座り、そして家族と本人が分かれるのがポイントだ。丹野さんは本人たちと話をする。

夫に「この人話せないから」と言われてバトンタッチされた女性も、夫と別になって、丹野さんがゆったりと話しかけ、こたえを待つと、話し始めた。しだいに緊張もゆるんだのか、おしゃべりが弾んだ。そしてすてきな笑顔に。

丹野さんは言った。

「話せるんだよね。家族が心配して先回りして、話す機会を奪ってるんだよね」

一人でも笑顔になってくれたら、うれしい。私も彼女の変化がうれしかった。そして、こんな出会いが各地にほしいと願った。

丹野さんは「おれんじドア」実行委員会の代表だ。この会は「宮城の認知症ケアを考える会」(現「宮城の認知症をともに考える会」)、「認知症の人と家族の会」宮城県支部、認知症介護研究・研修仙台センター、東北福祉大学などいろんな人たちに支えられて運営されている。丹野さんは人の協力を得る、人を惹きつける力がある。

■天の岩戸があいた　丹野さんとの出会い／医師こそ希望を

丹野さんのパートナーの一人、山崎英樹さん(55)は精神科医。喜んで巻き込まれた人でもある。

丹野さんに出会って「天の岩戸があいたようだ」と語る。それほど大きな影響をうけた。

「生き方にパワーがある。身近でありながら魅力的、かってに自分がつくっていた認知症への偏見、人間への絶望感を吹き飛ばしてくれたような感じがする」

出会いは14年5月。代表をつとめる「宮城の認知症ケアを考える会」（当時）のシンポジストに丹野さんを迎えた。

「認知症への偏見は、世間にというより自分のなかに強くあったと気づかせてくれた。告知についても医者が一人で考えないで、本人といっしょに悩んだらいいいんだろうな、と。診察では白衣は着ないけれど、心に白衣を着ていたことにも気づかされて、僕自身の心が解放されていった」

この年の夏には丹野さんを中心に宮城の考える会の一行14人で京都へ。9月には東京の認知症当事者研究勉強会（7章）にも誘った。丹野さんの世界を広げたキーパーソンの一人でもある。

山崎さんは医師になりたてのころ、老人病院や精神病院などで人間のむごさに絶望した。檻のような鉄格子のなかで両手首に抑制具の跡がタコになるほど自由を奪われている人たち。あの匂いや風景。「地獄は現実のなかにこそあるんだ」。専門職や家族、社会がこの状況を生み出している。加害者である人間に対する失望。尊厳があるとはいえない看取りをみてきた。手をかした。縛らない医療を率先したが、病院の限界もあった。

99年、仙台市で木造2階建ての地味なデイケア診療所「いずみの杜診療所」を始め、宮城県内に介護施設や精神障害の作業所もつくって、入院せずに最後まで地域で暮らせるようにと尽力してきた。

だが、「お天道さまの下を歩けない。ジメッとした梅雨空の下を白々しく鼻歌を歌って歩いているような、ケアの大切さを職員に一生懸命いいつつ、どこか空々しい気がしたり、悲観的な気持ちで仕事をしたりしていた。それが丹野さんに出会って、いよいよ本当に口笛も楽しくなる」。それが天の岩戸があいた、という思いなのだという。この人に出会ったら、当事者や周囲は変わる。「おれんじドア」をつくったら、と勧めたのも山崎さんだった。

早期診断＝早期絶望といわれる。当事者にとって認知症との最初の出会いは、実は一人の医師との出会いによる。「医師が放った言葉による暴力は、多くの当事者やその家族を容赦なく打ちのめしてきた。自分も加害者の一人であることは間違いない」

希望をもたない医師が、本人に希望を添えられるはずがない。

クリスティーン・ブライデン、ジェームズ・マキロップ。葛藤をへて自分を生きる二人の映像や著作に触れ、確かな希望を見た気がしてきた。そしてささやかでも自らの実践のなかで、その希望を見失わないように努力してきた。「希望を知ること、そして希望を信じることが、医師にこそ求められるのではないか」と思うからだ。

「認知症でも感情は残る」のではなく、「水平につながる魂がある」と信じること。「ケアのために役割を持たせる」のではなく、「市民として役割を果たせる」と信じること。これを「密かな信条として当事者との対話に臨むとき、医師の言葉にもようやく希望の言霊が宿るような気がする」。

そんな思いのなかで丹野さんと出会った。そして当事者の交流会で垣間見た実際の希望は、自分の狭量な疾病観を覆すには十分だった。山崎さんは、当事者の交流会には三つの働きがある、という。
①認知症と診断された人が、不安を先に乗り越えて前向きに生きる当事者と出会う。希望とつながる「出会い」の場。②当事者同士が気兼ねなく語り合うための、仲間とつながる「語らい」の場。③当事者同士が語り合い、地域に発信するための、社会とつながる「発信」の場。
丹野さんは、「おれんじドア」の集まりの冒頭で、来てくれた当事者たちにこうあいさつしている。

「……できなくなったことを受け入れ、よい意味で諦めることで、できることを楽しんで生活するようになった全国にいる私の仲間たちは輝いています。……人生は認知症になっても新しくつくることができることを知りました。皆さんにもこれから楽しい人生の再構築ができるように、ここにサポートしてくれる人達が集まっています。今日一歩踏み出したことをきっかけに、ぜひ、居場所につながってほしいと思います」

当事者が出会い、語り、発信するということ。「それらに開かれた診療を心がけることによって、早期診断は希望につながるように思う」。山崎さんの静かな声には、ある開放感とやすらぎのようなものを感じた。

なぜ、丹野さんはこんな笑顔でいられるのか。

山崎さんは「意志の力が強いんじゃないでしょうか」と言った。フランスの哲学者アランの言葉

「悲観は気分だが、楽観は意志である」を思い出した。クリスティーンの主治医も、クリスティーンの「意志の力」を語っていた（2章）。

その力は仮に、認知症が進んでも変わらないのだろうか。

山崎さんは「変わらないと信じたい」と言った。

■パワーポイントで資料づくり、新人採用や研修も

16年2月、久々に会った丹野さんは「前よりも脳の疲れ方が早くなっているのがわかる」といった。「そんなときは目をつぶって、頭を休ませる。病気だからしょうがないんだと思ってる」

仕事は今も、続けている。手順をノートにくわしく書いている。緑色のスナフキンのノートは次女がくれた。赤紫のノートは長女がくれた。仕事の内容、その手順をひとつずつ細かく書いている。赤紫のノートは1カ月の仕事の予定を書き、やると「○」をつける。やったことを忘れてしまうので、「終わった」と自分に言い聞かせるためにつけている。

「今日中に終わらなくてはいけない仕事は与えられないから」とさらりと言った。

講演でも、仕事をどうこなしているのか、関心をもたれる。

「つい最近、パワーポイントを覚えてつくったんだよね」と、バッグからパソコンを出して、講演の時に使うパワーポイントを見せてくれた！

「エクセルが使えたら、パワーポイントは自分で何とかできるようになったよ」。私はエクセルも

パワポもできない。彼は仕事がスムーズにできるように、具体的に工夫し続けていた。「ジョブコーチに教えたい」と言う。

「一番大切だと思っているのは、病気を隠さないこと。忘れたら忘れたで『ごめんなさい』って言える空気さえあれば、忘れたっていいんだよね。病気をオープンにできる環境が社会にあればいいと思う。困っていることを当事者が言っていかないと。『オープンにしたら周りが助けてくれたよ』と言うといい。僕は、当事者や家族向けに話したい。当事者に元気になってほしい。当事者が元気でないと、家族は元気にならないから」

丹野さんは自分の経験を人に伝えること、実践することで自らを深めていると感じた。

16年春は、新入社員の採用と新人研修を担当した。

採用では、「いっしょに働きたいと思う人」を探した。「僕は病気で営業を離れたんだけどね」とありのままを話した。そして「営業」の楽しさをこんなふうに伝えた。「売るのではなく、お客様とつながる。喜んでもらえるように。車はデータではなく、自分が乗った体験を話すといいよ」。研修で会った新人たちからは、「ネットで検索したら、丹野さんって有名なんですね。ネットにたくさん紹介されてました!」と驚かれた。元気な若い世代と接するのは楽しい。

■地元仙台、自治体を変える

地元仙台市の「認知症ケアパス」の冊子づくりの委員会にも、当事者委員として参加した。ケアパスとは、もの忘れが気になったときの道案内のようなものと言えばいいだろうか。「ケアパスを使うのは当事者。診断直後から当事者が次のステップにつながる冊子をつくってほしい」と提案すると、いろいろな意見もあったが最終的にはみんながわかってくれた。16年3月にできあがった。

表紙には「もの忘れが心配なあなたへ」「相談できる場所・医療・これからの暮らしのことなどが分かる　認知症ケアパス」「みんなの安心、分かる・見える・つながるを大切に」と書いて、「若年認知症のつどい『翼』」のメンバーの「支え合う手」の手形がカラフルに並んでいる。「認知症＝終わりではない　私たちは希望を持って生きていく」と書いてある。地元の相談窓口やさまざまな制度、当事者の会の連絡先などの情報とともに、「家族や本人がどんな気持ちだったか」も豊富で、読み物としてもいい。若生さんも委員として参加した。「丹野さんは自分の言葉で自分の考えをきちっと言える。いろんなことを勉強しようという意欲と吸収力があり、困難にぶつかっても生きる力があると感心します」

仙台市の職員も、実際に丹野さんに接して認知症への認識を新たにしていった。その一人から、先日、実は、丹野さんが14年夏、仙台市長宛てに出した手紙を読んで「印象に残っていたんです」といわれた。丹野さんは「人生って、無駄ってことはないんだよね」とうれしくなった。

すべてがつながっていまがある。宮城県や厚労省の委員会にも参加して、やりがいも感じることができた。

仙台にワーキンググループをつくる話も、16年6月、英国から研究者がきたときに、仙台近辺で集まれる当事者が集まって話し合った。丹野さんが司会をして、話がはずんだという。「気がついたら、あれが発足かな」「自然にできるのがいいよね」。これも自然な丹野さん流でいいか、と山崎さんたち宮城のメンバーは思っている。

■残された時間を考える?

以前、1年ぐらい毎晩泣いたと話していたけれど、いまはどうですか。

「もう泣くことはないね。俺のなかでいちばん不安だったのは家族が大丈夫かということ。子どもたちが学校に行けるかということ。その不安がなくなっていって、元気になった。その不安がとりのぞかれたのでね。子どもたちもいまは高2と中3。地元では、僕が認知症だと知らない人もいる。NHKテレビも認知症に興味のある人しか見ていないし。子どもたちも『認知症のパパ』というよりも、『記憶力が悪いけど普通のパパ』というふうに思ってるんじゃないかな」

残された時間を考えますか。

「考えたらこわくなるので、なるべく考えない。これからのことは。

一日一日をどう楽しくすごしていくか。まずは一日、一週間って。仕事では出世はしないし、目標もない。後輩に抜かされてるし、希望って別にないんだよね。将来のことよりも今を楽しく。どうやっていこうかなって。結果を求めないでね」

夜は、脳が疲れているのですぐ眠れるという。でも「薬のせいなのか認知症の症状なのかよくわからないけど、脳が活発に動いてね。夢のなかでも一生懸命に考えごとをしてしまって、疲れて起きることが一晩に数回あるんだよね」と言った。

9時にベッドに入っても10時半には目が覚める。目をあけて10分ほど脳を休ませる。「頭が重い」のが落ち着いて、また眠る。幸いスッと眠れるけれど、朝までグッスリということはない。「慣れてきたから気にしないようにしてるんだよね。眠ろう、眠ろうとするとよくないから。不安になると体調も悪くなるしね。当事者の気持ちの持ち方しだいだと思うよ」

こんな夜をへて、丹野さんは朝、職場へ向かっている。

「とにかく、いまは会社に行くのが大事だから。がんばって行く」

9章　「認知症をめぐる問題のほとんどは『人災』」望まぬ精神科病院入院

認知症と診断されたとき、本人の意思や思いはいま、どこまで生かされているのか。この国の認知症をめぐる落差は、とてつもなく大きい。

まず、本人の思いの対極にあるものは何か？

その最たるものは、意に反した精神科病院への入院だと思う。

２０１５年11月、当事者活動の先駆者として、「スコットランド認知症ワーキンググループ」の初代議長、ジェームズ・マキロップさん（74）と妻のモーリーンさん（61）が来日し、東京会場には２千人がつめかけた。ジェームズは、「これほど大きな認知症の会に出たことはありません。しかも途中で席を立つ人がいない！」と驚いた。会場で聴いていた私は、スコットランドの先駆的な実践とともに、彼が明かした「精神病院の情景」に胸をつかれた。

1　日本の人口は世界の2％なのに、精神病床は20％

■精神科病院を思い出し恐怖に

「1999年に認知症と診断されたときは、雷に打たれたように感じました。以前、大きな精神科病院に会計監査の仕事でかかわり、たくさんの認知症の人を見て恐怖が目に焼きついていましたから。彼らは絶望しきって失禁したり、家族を求めて泣き叫んだりしていました。自分もそのうちにそのような姿になってしまうのかと思うと、私の胸を恐怖が突き刺しました。その後、2人の女性の支援者との出会いが私の人生を大きく変えました」

世界で初めてのワーキンググループの初代議長を絶望させたのが精神科病院で出会った姿だったとは初めて知った。スコットランドでもそうだったのか……。そこから救った2人の女性とは、当時アルツハイマー協会の職員だったブレンダと、研究者のヘザーだった（8章参照）。

恐怖に陥れた精神科病院はどうなったのか。記者会見での質問に、こうこたえた。

「多くが閉鎖されました。たくさんの人が地域で暮らせるとわかったからです。認知症の人が地域で暮らせるシステムが、本人にとっても、社会的な費用の面でも理にかなっていることを、行政や政治も納得したのです」

ジェームズは本人の希望や思いにそったケアの大切さを強調した。対極にあるのが、認知症の人の精神科病院への意に反した入院であり、その問題点に行政や政治も気づいて、すでに変わったと知った。話をきいて、13年1月29日、東京に世界6カ国の認知症政策の責任者が集まった「認知症国家戦略に関する国際政策シンポジウム」での驚きを思い出した。

日本以外の5カ国、英国、フランス、オーストラリア、デンマーク、オランダは、すでに、大統領や首相が先頭に立って国家戦略を立ててスタートしていた。日本は15年からで、遅れは歴然としていた。

各国の対策で共通していたのは、「認知症の本人」を中心にすえ、よくその声を聴き、「その人らしい人生を支えること」を重視すること。診断は大切だけれど、そのあとは医療ではなく、「ケア」にひきつぐことだった。「認知症は精神科病院に」という考え方は過去のものになっていた。そして、抗精神病薬が死亡率を高めることもあり、認知症への薬の処方を減らしていた。日本の参加者にとっては「目からウロコ」の報告が相次いだ。英国では施策の評価を認知症の「本人」がするというのも驚きだった。

■日本は世界の人口の2%、精神病床は20%も

日本以外の5カ国では、精神科病院への入院はほとんどないか、あってもごくわずかだ。

一方、日本は11年に精神病床に入院している認知症の人は5・3万人。96年の2・8万人から倍増している。

その理由を「徘徊や暴力があるから自宅やホームでは暮らしていけない場合もある」などと関係

者は説明しているが、いったん入院するとなかなか退院できない。「社会的入院」を生み出す温床になっている。「社会的入院」とは、医療的には入院の必要はないが、地域での受け入れや支援体制など「社会的な理由のため」退院ができないことをさす。

自由を制限する「身体拘束」も、精神科病院では10年間で2倍に増えている（次ページ上）。そもそも病院は生活の場ではない。診断は大切だが、そのあとは医療が主ではなくケアが担う。「早期診断・早期介入」だ。必要なときは、外来で診療するのが先進国の常識だった。

この違いの背景には、日本の精神病床のけた違いの多さがある。

日本にはいま、約34万床の精神病床がある。人口は約1億2千万人で世界の人口の2％足らずだが、世界の精神病床の20％が日本にある計算だ。入院期間も、5年以上が約11万人、平均在院日数285日（13年）は、世界でも桁違いに長い。これを認知症に限ると944日になる。WHOからも勧告されている。

日本国内の全病床数約1700万床の約20％が精神病床であることも、特異だ。「世界の精神病床の2割であり、日本の全病床の2割」という「二つの2割」が指摘されている。OECD（経済協力開発機構）加盟国で見ると、他の国々は70年代以降、どんどん精神病床が減っているのに、日本は70年代以降も増え続けて高止まりしている（次ページ下）。

大変なスキャンダルだと思うけれど、延々と続いてきた。

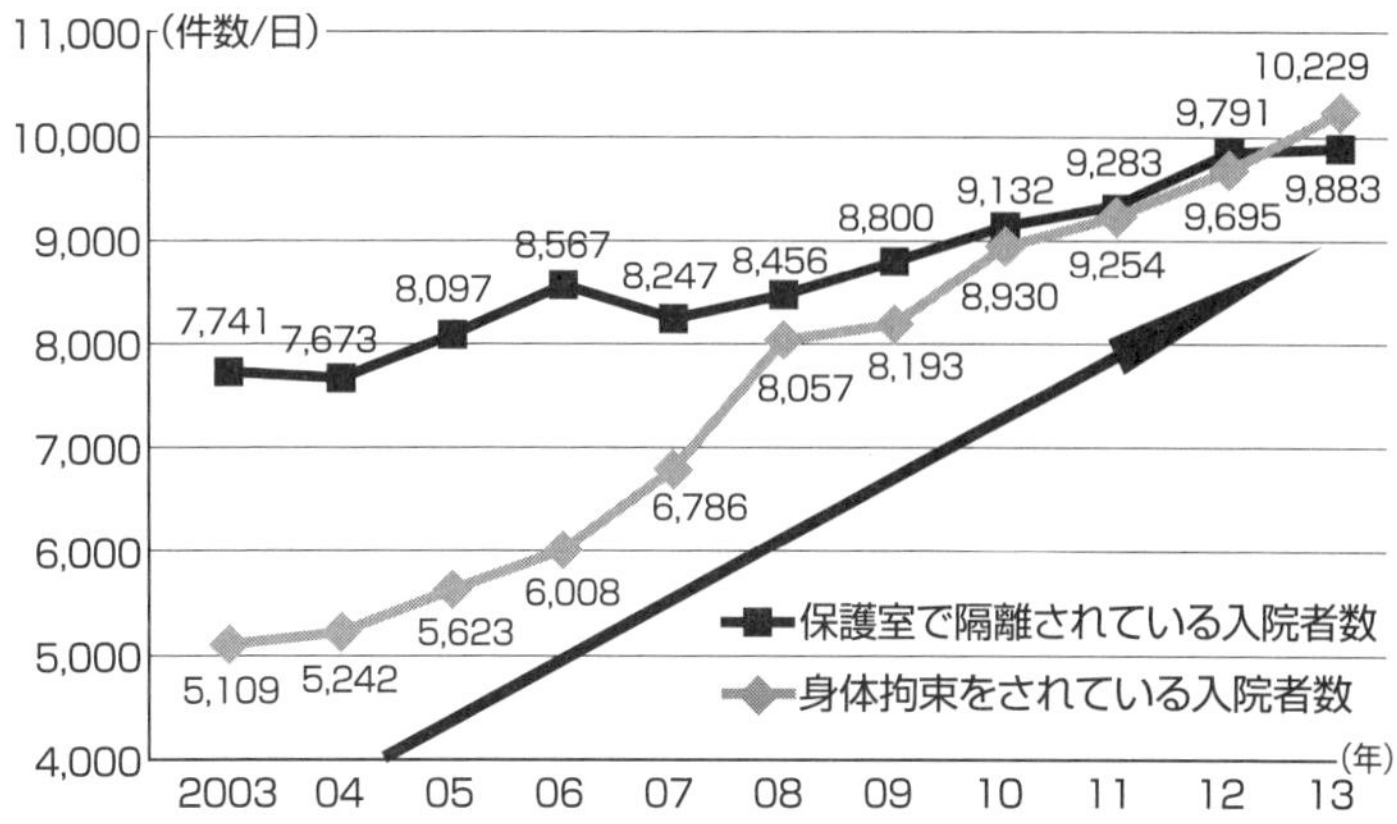

精神科病院での隔離・身体拘束件数の増加

身体拘束されている人の数は、10年で2倍に。1万人を超えた。

出典　厚生労働省「精神保健福祉資料調査（630調査・各年6月30日の1日の実数）」。

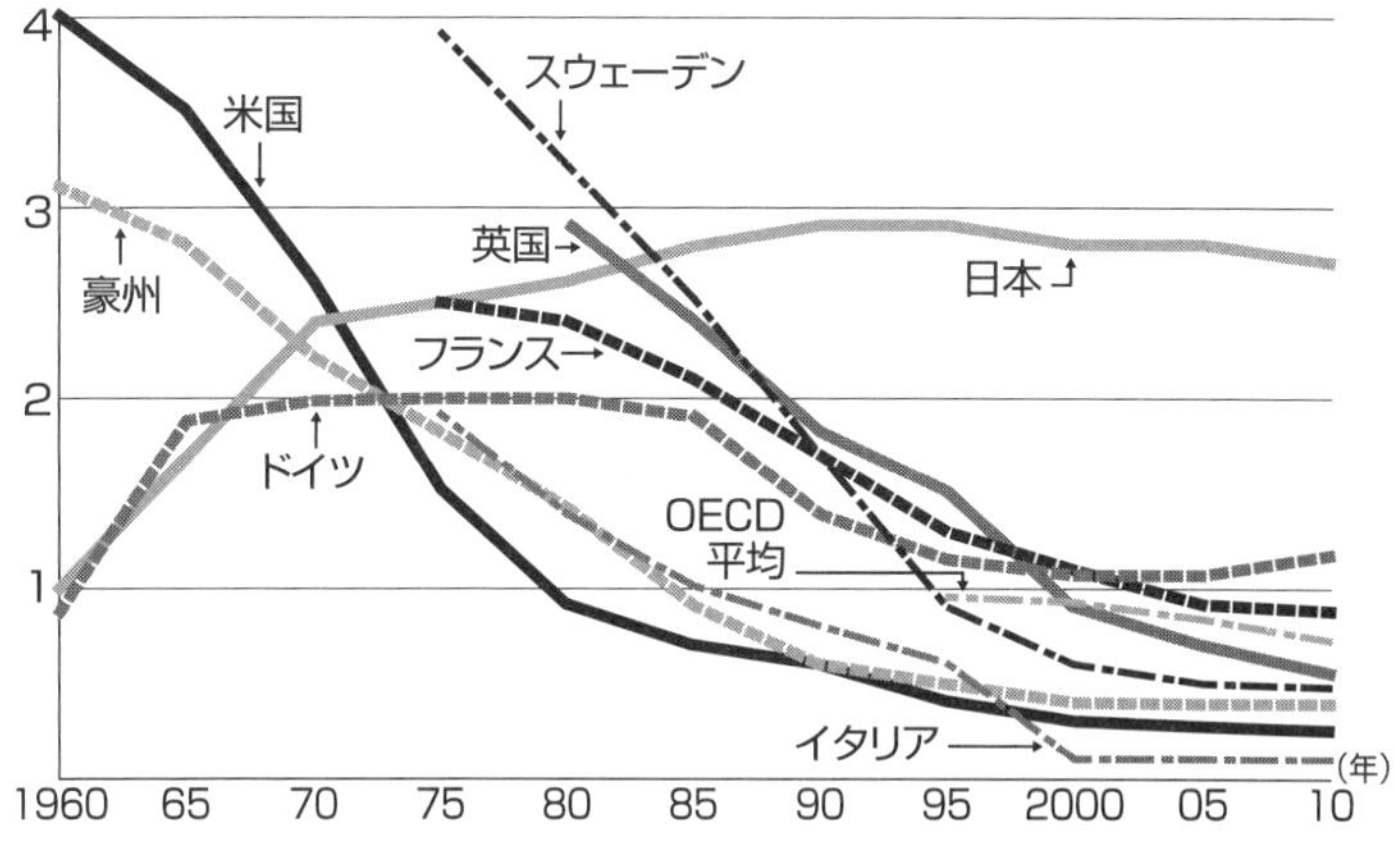

OECD各国の精神病床数の変化（人口1000人あたり精神病床数比較）

世界は20世紀、病床を減らし地域へ。日本は逆行し高止まり（OECD平均0.7床、日本2.7床）。

出典　OECD Health Data in 1996–2010　上・下の図表は認定NPO大阪精神医療人権センター運営会員・看護師の有我譲慶さん作成

■「この国に生まれたる不幸」指摘から100年に

日本障害フォーラム（JDF）幹事会議長の藤井克徳さんは、「今の精神科病院への入院の多さは、『現代版座敷牢』といっていい」とまで語る。日本の精神医学の父といわれる呉秀三が、精神障害のある人々が座敷牢に閉じ込められていた惨状を調べて、「わが邦十何万の精神病者は実にこの病を受けたるの不幸の他に、この邦（国）に生まれたるの不幸を重ぬるものというべし」と「二重の不幸」を指摘したのは1918年、大正時代だ。もうすぐ100年だがその実態はなかなか変わらない。

「精神科病床の9割、病院数の8割が民間病院というのも日本の特異性で、政策決定機関に当事者をもっと入れるなど構成を変えなくてはなかなか変わらない」と指摘する。

一方、日本でも先駆的な試みがあった。富山の「このゆびとーまれ」など、発想の自由さとケアの深さが、暮らしに根ざした新たな制度を生み出してきた。そんなすてきな実践がある一方でけた違いの精神病床の多さ。この極端な落差が日本の特徴だ。

厚生労働省は02年の「新障害者プラン」、04年の「精神保健医療福祉の改革ビジョン」で、ようやく「入院中心から地域へ」を打ち出し、精神科病院の社会的入院は（少なくとも）7・2万人と認め、今後10年間で退院を進めて病床を減らす方針を出した。だが10年たってもほとんど変わっていない。亡くなっても新たな入院者がいるからだ。

統合失調症の人たちの入院は日本でも減ってきた。幻覚や妄想を和らげる薬が登場し、街中にクリニックや作業所がふえたこと、そして、長く入院していた人が年を重ねて亡くなっていったからだ。この空いたベッドの有効活用に「認知症患者の精神科病院入院」が広がった。病院の経営にとって「患者減は死活問題」ということなのか。

認知症の取材を始めたばかりの94年、特別養護老人ホームの職員から「Aさんをホームではみきれずに精神科病院に入院してもらったらすぐに拘束された。ひどいと思ったけれど、自分たちが介護しきれなかったので責められない」とつづった手紙をもらったことがある。彼女といっしょに都内の精神科の病棟にAさんを見舞った。その人は元新聞記者だった。私たちがいる間だけでも、そのひもを解くように看護師さんに頼んだ。だが結局は拘束された彼を病院に残したまま帰ることしかできなかった。

■画期的な政策転換も

こうしたなかで09年8月、衆院選で民主党が圧勝し、政権交代がおきた。

12年6月、画期的な報告書が厚労省から出された。タイトルは、「今後の認知症施策の方向性について」(厚労省認知症施策検討プロジェクトチーム)だ。

「私たちは認知症を何も分からなくなる病気と考え」「認知症の人の訴えを理解しようとするどころか」「疎んじたり、拘束するなど、不当な扱いをしてきた」

報告書は反省の言葉から始まる。役所の報告書としては異例だ。

精神科病院への入院を「しかたがない」としてきた従来の認知症政策を180度転換し、「認知症になっても本人の意思が尊重され、（略）住み慣れた地域のよい環境で暮らし続けられる社会の実現」をめざすことをうたった。「不適切なケアの流れ」を変えるのだ、という強い意志が報告書から感じられた。そして、さまざまなケアの具体策が提案された。

たとえば「初期集中支援チーム」。「ひょっとしたら認知症では？」という家族やかかりつけ医の連絡をうけて、作業療法士やソーシャルワーカーがチームで自宅を訪ね、これまでの人生についてじっくりと話をきく。何を生き甲斐にしてきたのか、それが生かせるように対応を考える。そして本人の願う暮らしを続けられるように、たとえば料理の好きな人であれば、「安全な（火を使わなくてよい）調理器具」などを早い段階から提案し、助言・支援する。

「身近型認知症疾患医療センター」は、人里離れた施設が多かった反省から生まれた。診療所などが拠点になり、グループホームや自宅、施設を訪ねてケアの方法を伝えたり、薬の調整をしたりして穏やかに過ごせるように支援する「出前型」だ。

変化は言葉の使い方にもあった。

「認知症患者」は「認知症の人」に変わり、「早期治療」は「早期対応」に、周囲の対応の誤りから来る暴力などをさす「ＢＰＳＤ」という言葉は使わず、「心理行動症状」に改められた。医師たちが使ってきた「ＢＰＳＤ」だと医療行為でしか対応できないと誤解される。それを防ごうとの考えからだ。これまでよく使われてきた「受け皿」という表現も見あたらない。

報告書は、12年9月発表の「認知症施策推進5カ年計画（オレンジプラン）」（13〜17年）に生かされた。

■政権交代の影響／白雪姫の毒リンゴ

だが12年12月、再び政権交代がおきた。衆院選で自民党が大勝、自公連立で3年ぶりに政権を奪還し、第2次安倍晋三内閣が発足した。

まず、厚労省が打ち出したのが「病棟転換型居住系施設」だ。厚労省の説明によると「不必要になった病棟」を「有効活用する」ための居住施設化の政策だ。精神科病院の敷地内でも「地域」と見て、そこに移った人は「退院」とみなす施策だ。障害者団体などは大反対をした。杏林大学教授の長谷川利夫さん（病棟転換型居住系施設について考える会・呼びかけ人代表）や日本障害者協議会（JD、61団体参加）などの声がけで、3200人が14年6月、日比谷公園の野外音楽堂に集まった。当事者たちも反対の声をあげた。

政権交代によってさらに思わぬ問題がおきた。15年1月、「認知症国家戦略（新オレンジプラン）」の決定をメディアが大きく報道した。ほとんどのメディアが「本人の視点重視」「若年性認知症の対策に重点」の見出しをとって注目した。確かに、その前年10月に日本認知症ワーキンググループ（JDWG）が発足し、新オレンジプラン発表時には首相が代表の藤田和子さんや丹野智文さんを首相官邸に招いて会い、「いっしょに進めていきましょう」とも語った。柱の七つめに「本人や家族の視点を重視すること」を掲げ、これは全体を貫くものだと厚労省も説明している。これ自体はとても画期的だ。

だが、共同通信の配信した記事は違った。

「国家戦略策定の最終盤に、最も多く文言の修正が入ったのが精神科病院をめぐる記述だ」と指摘した。

そして、「『入院も（略）循環型の仕組みの一環』『長期的に専門的な医療が必要となることもある』などが追加された。厚労省幹部は『自民党議員から病院の役割をもっと盛り込むよう要望があり、修正した』と明かす。（略）文言の修正には病院経営への配慮がにじむ」と解説したのだ。だがこの重要な指摘は朝日、読売、毎日の全国紙にはなかった。

当時、私は取材現場を離れて記事審査室の勤務で、在京全紙の朝夕刊をチェックしていた。共同通信の配信を使ったのは在京では、なし。地方紙をネットで検索すると、神奈川新聞、四国新聞、中國新聞、東奥日報などが掲載した。

共同通信は、最終文案の変更前後がわかる「見え消し版」の資料を入手していた。

いったい、どこが変わったのか。重い精神障害のある人たちを地域で支えるパイオニアで、精神科医の高木俊介さん（京都のたかぎクリニック院長）が「精神医療」80号（15年）の「白雪姫の毒リンゴ・知らぬが仏の毒みかん」に詳細を紹介している。特に、「地域で」に注目してきた人たちは「循環型の仕組みの構築」の部分に驚いた。たとえばこうだ。

精神科病院の「短期的」が消え→「長期的」が加わった。

精神科病院に「後方支援」を託す→「司令塔機能」が加わった。

一方、「見える化」「地域からみて、一層身近で気軽に頼れるような存在になっていくことが求められる」が削除された。

全国紙やテレビも伝えないなかで、大熊由紀子さん（国際医療福祉大学大学院教授）は、17カ国、6千人のメンバーが加わる「えにしメール」でこう、配信した。

「新オレンジプランは、〝本人の視点の重視〟という苺、〝やさしい地域づくり〟というクリームで飾っているが、読み進むと、精神病院の司令塔機能などの毒を仕込んである。綺麗な毒入りケーキのようなもの。政権交代した自民党の総理以下要人が日本精神科病院協会の政治連盟から多額の寄付を受けていることは、公開文書をみるだけでも明らかです」

2　「医師は、精神科に体験入院して」当事者が提案

■「認知症を巡るほとんどは『人災』」／本人著作が受賞

認知症の当事者の発言はいろいろな場面で注目されてきた。15年の日本医学ジャーナリスト協会賞優秀賞を2人の認知症の本人が受賞した。6、7章で書いた佐藤雅彦さんと、もう1人が樋口直

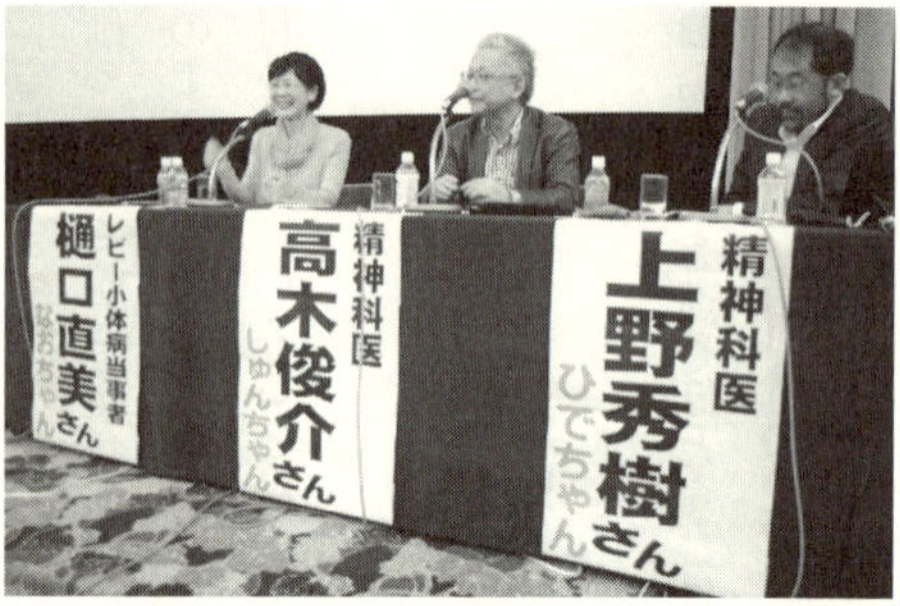

シンポジウムで「医師は精神科に体験入院を」と提案する樋口直美さん（左）。登壇した論客の精神科医も聞き入った。16年４月、都内で＝「新たなえにし」を結ぶ会提供

美さんだ（62年生まれ）。

30代から幻視を見た樋口さんは、13年、50歳でレビー小体型認知症と診断されるまで、41歳でうつ病と誤診されて重い薬物治療の副作用に約6年間苦しんだ、という。その体験と復活を『私の脳で起こったこと　レビー小体型認知症からの復活』に綴った。

樋口さんは医師から「レビー小体型認知症」と告げられ、「進行を遅らせるためにできることは？」と尋ねると「ないんですよ」と言われた。本には「急激に進行し余命8年」。一時は真剣に自殺も考えた。その後、信頼できる医師や同世代の仲間と出会い、適切な治療と努力、数々の出会いのたまもので、進行を食い止められている。だが嗅覚や時間の感覚をほぼ失い、自律神経障害などのつらさも抱えている（発言は樋口さんの公式サイトやディペックス・ジャパンのサイトなどでも見られる）。

「認知症を巡る問題のほとんどは、人災」だと語る。病気そのものの症状ではなく「人災」。

これまでに樋口さんの講演を4度聴いた。

壮絶な体験を、客観的にユーモアを交えて話す姿が印象的だ。講演の時だけかぶるベレー帽は、

「変装のつもりが、思いがけず好評だったので、さかなクンにならってトレードマークにした」と笑う。誤診された暗黒の時代の自分と決別する小道具でもある。認知症のイメージを変えるために、あえてオレンジなど晴れやかな色のスカーフもする。与えられた役割を見すえ、自らを奮い立たせる姿が印象的だ。

東京のプレスセンターで開かれた受賞記念のシンポジウムでは、自分でつくったスライドを映し出した。思わず見入った。

最大の問題は医療
・認知症権威による「認知症」の説明が偏見をつくってきた
・医師が書く医療情報で、診断された本人と家族が絶望
・誤診の多さ　知識のなさ　診断を変えない　減薬しない
・診断後の精神的・社会的サポートのなさ
・薬の副作用による悪化（薬剤性せん妄）
・精神科病院への入院は、誰のために必要なのか？

どれも厳しい。樋口さんの身も心もえぐられるような体験から生まれた言葉だ。医療への願いであり、私たちへの問いかけでもある。なかでも、「入院は、誰のために必要なのか？」の問いは、

まったく同感だ。そして、「医療情報で、診断された本人と家族が絶望」は、情報を伝える身として胸に突き刺さる。

■一人称の医療へ／医師は精神科に体験入院を

精神科医で千葉大医学部特任准教授の上野秀樹さん（52）は、会場で深くうなずいた。東京都立松沢病院で04年から3年間、認知症の専門病棟を担当したのち、千葉で認知症の在宅支援をするようになった。松沢病院は120年以上の歴史をもつ日本を代表する公立の精神科病院で、当時のベッド数は千床をこえ、常勤の精神科医が30人以上いたという。

その松沢病院で待っていたのは認知症の人たちの入院をもとめるたくさんの家族だった。「認知症の母親に振り回されて疲れ果て、無理心中するために離婚したひとり息子。病院から強制退院させられ、自宅に座敷牢のような部屋をつくり父親を閉じ込めていた娘さん。どれも深刻で入院でなければ解決できない」と思っていた。だが、在宅支援を始めてみると、ほとんどの人が入院せず、自宅で暮らせることに気づいて愕然とする。

30年間真摯に医学を学び、良心的に医療をしてきたと思い込んでいた上野さんが、樋口さんの著書を読んで打ちのめされたのは、「三人称の医療と一人称の医療のあまりに大きな落差」だった。

樋口さんは学会に行って、「自分がモノ（症例）として扱われ、（略）一人の人間として扱われていない」と強く感じた、と受賞作に書いた。

「医師達は、三人称で話す。人間というより患者、患者というより症例を語る。／私は、それを一人称のこととして聞く。語られる症状は、私が、日々味わっている症状で、そこには、痛みがあり、苦しみがあり、嘆きがあり、闘いがある。そこには、色があり、ぬくもりがあり、匂いがあり、弾力がある。／同じ症状について語られているのに、それは、まるで別の次元のものに感じる」

患者本位の医療の大切さが指摘されてきたが、現状はほど遠い。上野さんは思った。「医療の頂点にたつ医師のあり方、考え方を変えるのは容易ではない。唯一変えることができるのは、医療の利用者が賢くなること。疑問をもち、学び、丸投げをやめて、調べ考える。一人称で語ることが医療を変えていく」。千葉大学の講座に招いて対談するなど、樋口さんの体験や提案を伝えている。

2人はそろって、翌16年4月16日、福祉と医療・現場と政策の「新たなえにし」を結ぶ会のシンポジウム「認知症になっても精神病院に入れないで！」に登壇した。

樋口さんは、若年認知症と診断されて入院させられた友人の悲痛な体験を話し、「医師のみなさんには、ぜひ精神科の体験入院をしていただきたい」と提案して会場を驚かせた。「できれば医学部時代に1回、その後10年おきに研修として。平均入院日数（285日）と比べると短いですが1週間、医師の肩書を伏せて、本当の患者として遠方に入院する。もし途中で怒り出したら、『自分は医師だという妄想が消えない患者』ということにして続ける」「本人になって実際に体験してみない限り、絶対にわからないことはたくさんあります」

中村成信さん（通称シゲさん、6、7章）はフロアから発言した。

「10年前にピック病と診断されました。認知症の一種、前頭側頭葉変性症。でも、今でも元気でこうやって話ができます。もしも、精神病院に入れられていたら、こんな私じゃないだろうと思います。こうして元気でいられるのは、社会のなかでいろいろな方とかかわったり、好きな趣味の写真を、助けていただいて撮ったりしているから、こうした状態をいまでも保っていられるのかなと思います。ストレスをためないようにして、楽しく日常生活を過ごすことが大事なのかな。精神病院に入って、いまのような生活ができるだろうか。私は絶対にいやです」

シゲさんならではの実感ある言葉に会場は聴き入った。

佐藤雅彦さん（通称マサさん、6、7章）もフェイスブックに書き込んだ。

「皆さま、精神症状、ＢＰＳＤを示す認知症になっても、精神病院に入院しても、認知症の精神症状はよくなりません。えにしの会第2部動画（https://www.youtube.com/watch?v=TkqcF6NHhbo&feature=youtu.be）を見て学習してください。認知症になっても、精神病院に入院しない運動に協力してください」

認知症の本人が、「精神病院に入院しない運動」への協力をフェイスブックで求めるなんて。予想をはるかにこえた当事者の声に、新たな時代を感じた。

10章　京都式「本人」が政策評価

英国では、認知症の本人が政策を評価する。2013年1月末、東京で開かれた国際シンポジウムで英国代表の発表をきいて感激した。だが、そのころ、京都でも「認知症を持つ私」を主語にした評価のしくみがまさに、創られようとしていた。壮大なスケールで現場の人や市民がいっしょになって話し合った結果だ。

京都は古都だけれど、新しもの好きで先進的でもある。認知症ケアについても、「京都式」が注目されている。政策の評価を「認知症の本人」にしてもらう、というのだ。どのようにしてこの京都式「10のアイメッセージ」（235ページ）にたどり着いたのか。

うまく診断やケアに出会う人とそうでない人との差は、どこからくるのか。国際シンポジウムで、日本と欧米との大きな違いは、精神科病院に入院している認知症の人が桁違いに多いことだと前章で書いた。京都は、そのことを直視していた。

1　認知症の疾病観を変える　10のアイメッセージ

■「認知症を生きる人たちから見た地域包括ケア」

東京で、桜が一気に咲き始めた15年3月末、お茶の水女子大学で開かれた「市民のための福祉勉強会」（ホスピタリティ☆プラネット主催）の会場は、京都の取り組みを知ろうと集まった人たちでいっぱいだった。講師は精神科医の森俊夫さん（58）。宇治市にある京都府立洛南病院の副院長で、小澤勲さんの弟子でもある。長身の足元を見ると、白いソックスにサンダル履き。ネクタイをせず靴を履かないいつもの森スタイルの物語はさておき、先へ進もう。

1枚の大きな絵を森さんが映し出した。何が描いてあるか。だまし絵のようだ。

「若い女性が見えますか、年を取った女性ですか？　『女性がネコを抱いている』ように見える人と、見えない人がいる。どう見えますか？」

会場にさざ波が立つ。森さんが続ける。

「見方が変わると、見え方が変わる。それはどういうことかというと、認知症に対するある強固な見方があって、『その見方を変えると認知症の見え方が大きく変わる』ということです。そのことを共有したい。私たちにネコを見る準備がないと、ネコは見えない。それを京都全体でやってみたいというのが、『京都式認知症ケアを考えるつどい』です」

森さんが聴衆をグイとひきつけて、いきさつを語る。

京都府は11年2月、山田啓二知事が「京都式地域包括ケア」構想を打ち出す、と宣言。6月、京都地域包括ケア推進機構を京都府医師会館につくってスタートした。予算も3年間で約150億円。京都では「地域包括ケア」を、「認知症を生きる人たちから見た地域包括ケア」と考え、現場の医療・介護関係者に呼びかけたところ、認知症にかかわる人たちが一堂に会する集まりをもつことになった。

「地域包括」とは何か？　医療・福祉の業界用語で、わかりにくい。ふつうの言葉でいえばどうなるか。「包括」は「ひっくるめて」なので、「地域丸ごと」「地域丸ごとケア」と呼ぶ動きが広がっている。

京都の取り組みが魅力的なのは、出発点で「地域から排除される認知症の人たちが存在する」ことを直視！した点だ。これは他の自治体ではきいたことがない。排除された認知症の人の行き先、どんな運命をたどったかを明らかにし、排除された人を「地域包括ケアに再包摂する道筋」を描く。つまり、仲間はずれにして地域の外へ追いやった人を探し出して、もう一度戻ってきてもらおうということだ。まっとうだ。

何もかも失った後で医療やケアと出会うのは不幸だ。

「出会いのポイントを前に倒す」具体策を考え、独居、孤立、支援の拒否など条件の悪い人と出会う技術や方法もみんなで考えた。

12年2月、同志社大学寒梅館で開かれた第1回の「京都式認知症ケアを考えるつどい」に、千人を超える人が集まり、「2012京都文書」を採択した。

「認知症の疾病観を変えることから始める」と書き出し、終章はこう締めくくった。

「大変な人がいるのではなく大変な時期があるだけ。認知症を生きる人たちから見た地域包括ケア、それは認知症の人を地域から排除しないケアのことでもある」

胸にしみる言葉だ。暮らしから遥か遠くにあった「地域包括ケア」に、認知症への偏見に苦しんできた人たちの存在や悲痛がだきよせられたように私は感じた。これは業界の作文ではない。人間の文章だと思った。

■評価は認知症「本人」がする

そして13年2月、第2回のつどいで、「認知症本人の声を政策評価の指標」にすることが決まった。認知症の「私」を主語に、「2018年3月の京都を描く」、それを共有の理念、たどり着きたい地平とする。この会場に、私もいた。同志社大学寒梅館の大ホールがいっぱいだった。認知症医療・ケアに30年かかわってきた細井恵美子さん(81歳、特養ホーム「山城ぬくもりの里」元施設長、元京都南病院総婦長)が開会宣言で言った。

「ならぬものはならぬのです」

この年の1月に始まったNHKの大河ドラマ「八重の桜」の主人公、綾瀬はるかが演じる八重の言葉だ。八重は会津藩出身で、のちに同志社を創立した新島襄の妻になった。だめなものはだめだ。人の道にそむく、筋の通らぬことは許さないという覚悟だろう。
指標とはつぎの12だった。

「〜かなえられた私の思い　5年後の12の成果指標〜」
1　認知症を持つ私の個性と人権に十分な配慮がなされている
2　私のできることは奪わず、できないことを支えてくれるので、バカにされ傷つき不安になることはない
3　私が言葉で十分説明できないことがあることも理解されている
4　趣味やレクリエーションなど人生を楽しみたい私の思いが大切にされている
5　社会（コミュニティー）の一員として社会参加が可能であり、私の能力の範囲で社会に貢献している
6　若年性認知症の私に合ったサービスがある
7　私の身近なところにどんなことでも相談できる人と、つねに安心して居られる場所がある
8　私はまだ軽いうちに、認知症を理解し、将来について決断することが出来た
9　認知症を持つ私に最初から終いまでの切れ目のない医療と介護が用意されて、体調を壊

したときも、その都度すぐに治療を受けることができる

10　私は、特別具合の悪くなった一時《いっとき》を除いて、精神科病院への入院に頼らない穏やかで柔らかな医療と介護を受けて暮らしている

11　心と脳の働きを鈍らせる強い薬を使わないでほしい、認知症を治す薬を開発してほしいという私の願いにそった医療と研究が行われている

12　認知症を持つ私を支えてくれている家族の生活と人生にも十分な配慮がなされている

〈平成30年（2018年）までに、認知症の人が、以上のことを言えなければならない〉

指標は13年2月の第2回のつどいで、拍手で採択された。

私はとくに、10「精神科病院への入院に頼らない」と11「強い薬を使わないでほしい」が、新鮮だった。本人の希望のなかでも声に出しにくいことに思えた。

この12の指標をもとに、さまざまな議論をへて集約する形で10のアイメッセージが考えられ、京都地域包括ケア推進機構の会議採択をへて、13年9月、京都府の正式な「オレンジプラン」に盛り込まれた。本人による政策評価をオレンジプランに導入した自治体は初めてだ。

森さんは、この間の議論を振り返って、「認知症の本人が施策を評価する、という英国の認知症の国家戦略の水準を、京都式オレンジプランに何とか移植することがすべてで、最優先だった」と

語る。本人の評価が低ければ、行政が、次の年は良くなるように取り組まなくてはならないからだ。こうして生まれたのが10のアイメッセージだ。

京都式10のアイメッセージ

1　私は、周囲のすべての人が、認知症について正しく理解してくれているので、人権や個性に十分な配慮がなされ、できることは見守られ、できないことは支えられて、活動的にすごしている。

2　私は、症状が軽いうちに診断を受け、この病気を理解し、適切な支援を受けて、将来について考え決めることができ、心安らかにすごしている。

3　私は、体調を崩した時にはすぐに治療を受けることができ、具合の悪い時を除いて住み慣れた場所で終始切れ目のない医療と介護を受けて、すこやかにすごしている。

4　私は、地域の一員として社会参加し、能力の範囲で社会に貢献し、生きがいをもってすごしている。

5　私は、趣味やレクリエーションなどしたいことをかなえられ、人生を楽しんですごしている。

6　私は、私を支えてくれている家族の生活と人生にも十分な配慮がされているので、気兼ねせずにすごしている。

7　私は、自らの思いを言葉でうまく言い表せない場合があることを理解され、人生の終末に至るまで意思や好みを尊重されてすごしている。

8　私は、京都のどの地域に住んでいても、適切な情報が得られ、身近になんでも相談できる人がいて、安心できる居場所をもってすごしている。

9　私は、若年性の認知症であっても、私に合ったサービスがあるので、意欲をもって参加し、すごしている。

10　私は、私や家族の願いである認知症を治す様々な研究がされているので、期待をもってすごしている。

じっくりと読んでみたい。「具合の悪い時を除いて住み慣れた場所で」暮らせるようにとはあるが、「精神科病院への入院に頼らない」の言葉は見あたらなかった。この10のアイメッセージが実現すれば、結果的に入院に頼らなくなるということだろうか。

15年2月の第3回つどいで、10のアイメッセージ本人評価の中間評価を発表し、「『本人評価の文化』確立に向けて」を採択した（具体的には、本人によりわかりやすく取り出した「22項目」について、87人が参加して評価した）。18年に向けて、評価への取り組みに注目したい。

■認知症に向かって生きている

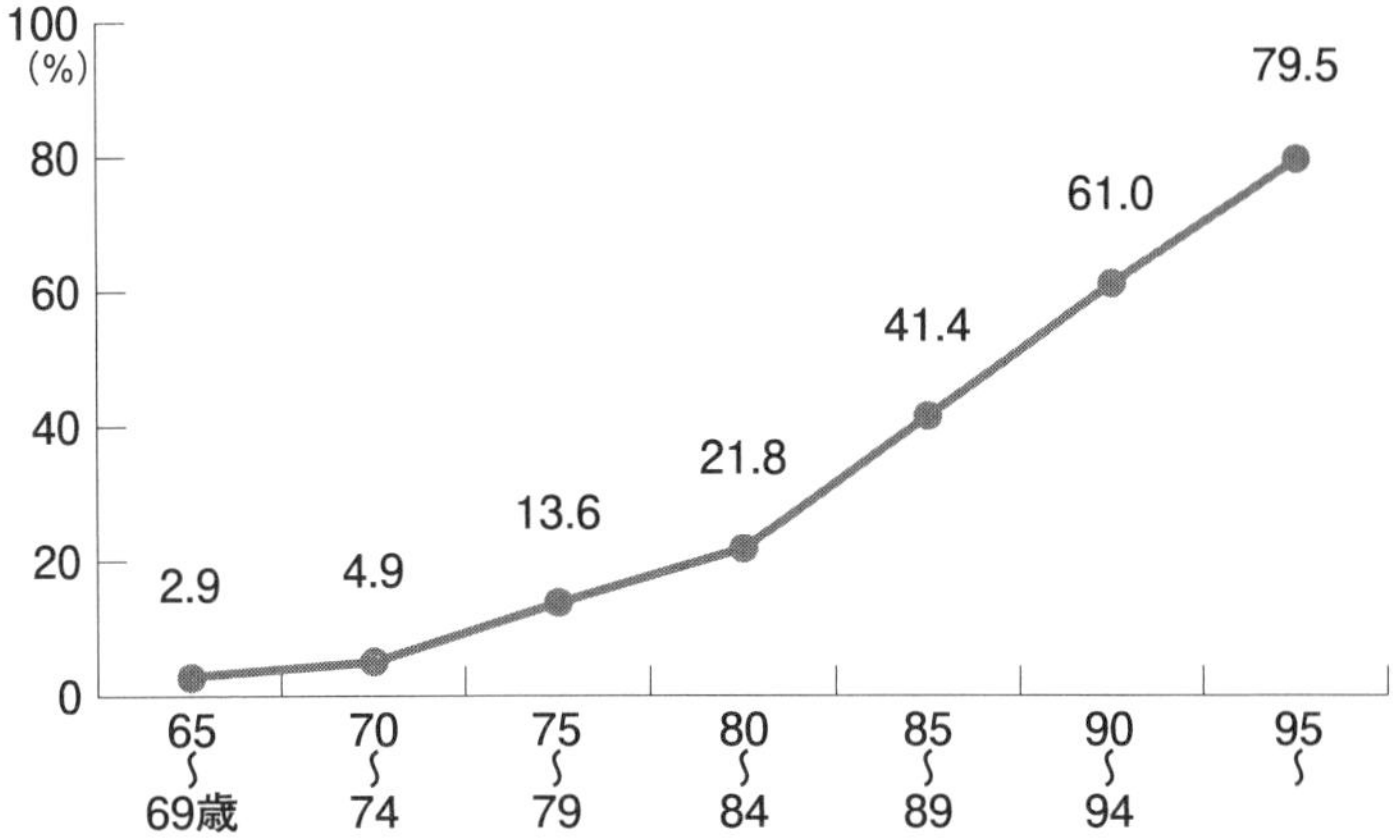

認知症の有病率。出典・2012年度厚生労働省研究班（代表研究者・朝田隆筑波大学教授）調査研究から

認知症の年齢別の有病率（グラフ）をみてほしい。65歳以上の高齢者の5人に1人は認知症、などといわれる。実際は、図のように、5歳ごとに、倍、倍に増えていく。80代後半は41・4%。ほぼ半数だ。夫婦そろってこの年代を迎えると、どちらかは認知症という数字だ。森さんが言った。

「平均寿命（女性87歳、男性80歳）まで生きるということは、『認知症に向かって生きている』『認知症への旅』ともいえる」

各地で「地域包括」計画をつくっている。そこに、精神科病院への入院はどう位置づけられているのか。また、施策はだれがどう評価するのか。ぜひ「京都では、認知症の本人が施策を評価する」と伝えて、あなたの暮らす地域の「地域包括」を点検してはどうだろう。それは、入院している本人、いまは声を出せない人たちの代弁である。

■「だれかを排除する社会は、貧しく、もろい」

30年ほど前、国連は国際障害者年行動計画に「一部の構成員を排除する社会は貧しく、もろい」と明記した。日本はどうか。貧しく、もろいと思う。14年1月、日本も障害者の権利条約を批准したけれど、精神病床が他国と比べて桁違いに多い。精神障害や認知症の人たちも安心して暮らせているとはいえない。弱い者に必要な支援をしない現状は、バラバラになっていく社会の始まりともいえる。

子どもが生まれなくなり、日本は今、「もろさ」をあらわにしている。多くの人が生きづらさや、いきづまりを感じる今だからこそ、社会を根っこから変える、変革のチャンスにできないだろうか。

認知症は、障害を身近に感じる架け橋になる可能性がある。だれもが生まれてきてよかったと思える社会になるように、「排除しない文化」を生み出すことに生かしたい。

「人生」番外地に追いやらないために。そして、いったん排除され、長期入院した人も戻ってこられる。だれもが迎え入れられるまちになるために。

WHOは障害をもって暮らす人を、人口の15%といい、米国、EUは20%だという。日本の数字は10%以下だ。障害者手帳など独自の基準があるからだ。

9章にも書いたように、日本の人口は世界の2%足らずだけれど、精神科のベッドは世界の約20%を占める。日本全体の入院ベッドの20%は精神病床だ。そして、5万人以上の認知症の人が入院している。知的障害者でいったん入所施設に入った後、またまちに出て暮らせる人はわずか1%。

こんな国はほかにはない。この数字を忘れないでほしい。

この根っこを変えないで、認知症の人が人間らしく生きられるのか。ホンモノの「地域包括ケア」なんて、実現するのだろうか。

2 「宇治で何かやってみいひんか」 源流に小澤医師の思い

「京都式本人評価」の誕生と森さんの師匠、小澤勲医師には深い関係がある。

二人の出会いは1984年、森さんが京大病院の研修医時代に府立洛東病院で働き始めたころだ。ついたて越しに小澤さんの患者さんとのやり取りを聴いて学び、育つ。その後、洛南病院で、ともに働くようになり、94年、小澤さんは広島の老健施設「桃源の郷」の施設長に。森さんが認知症の病棟をひきつぐ。01年、再び京都に戻った小澤さんから「なあ森君、宇治で何かやってみいひんか？ 資源（医療・福祉の規模）といい人口といい、ちょうどいいんやけど……」と誘われた。

小澤さんは『痴呆老人からみた世界』（98年）を発表して学問的に集大成し、あとは人を育てることと、地元宇治市をフィールドにして認知症の人たちから学んだものを社会に還元して、宇治を認知症の人が暮らしやすいまちにしたいと思っていた。

だが森さんはこの話を「黙殺」した。01年は池田小学校事件が起き、心神喪失者等医療観察法の問題に取り組み、それどころではなかった。翌02年4月、小澤さんに肺がんがみつかり、「余命1年」の宣告。小澤さんの夢は頓挫し、残された時間を著作に没頭する。森さんにとって「黙殺」は「負い目」として残った。

07年、「第50回日本病院・地域精神医学会総会」を京都で開くことになった。小澤さんたち精神医療の「改革派」がつくった地域を中心にした精神医療の学会だ。森さんは、負い目の清算はこれしかないと「『認知症』一般公開セミナー」を計画した。会場は京都国際会館大会議場。壇上には認知症の本人として「認知症になっても明るく生きる」をテーマに講演していた長崎の太田正博さん（当時58歳）と、主治医の菅崎弘之さん、地元の高見国生さん（認知症の人と家族の会代表理事）を招いた。

菅崎さんは広島時代の小澤さんの弟子。セミナーの座長は森さん。フロアで小澤さんが聴いている。扇の要が小澤さんだった。小澤さんが残そうとしたのは認知症の当事者の思い、言葉。当事者が語り始めたことで、認知症ケアは歴史的な転換点を迎えている。太田さんが京都にまいた種を育てなくては、と翌年の「ポストセミナー」はさらに当事者に焦点をあて、「当事者から医療はどう見えているのか」をテーマにした。職種や立場の垣根を越えて話し合い、後に京都式本人評価を生み出す「つどい」の源流となる。

08年11月、小澤さんは死去。「宇治で」は遺言となり、森さんのなかで生きている。

「私は『いたこ』です。憑依している。小澤先生が降りてきてしゃべってる。出会った認知症の人が話している。自分自身の考えが特別あるわけじゃない。いろんなものが自分のなかに集まってきて自分を通って出て行く。小澤先生は『私という道を通って出て行く』と言ってましたね。私にとっては、認知症のことだって自分がやりたいことじゃなかったですもん。能動的ではない。連綿とした流れ、大河があってのことです」

09年、「宇治市認知症ケアネットワーク」が発足して、今に至る。宇治は京都府で京都市につぐ第2の自治体で、人口約19万人。京都のモデル的な存在でもある。

12年には、洛南病院で認知症の若年者向けデイケアでテニス教室を始め、そこから「認知症カフェ・れもん」が生まれ、15年から、宇治を象徴する茶園で「茶摘み」も始めた。「当事者チーム」が茶摘みの「摘み子」として働き、賃金をえる試みだ。初年は7組14人、16年は10組20人が参加。認知症の本人による「茶摘み評価」もした。

京都がめざす認知症の「施策に対する本人評価」は、実際は簡単ではない。英国や日本でいくつか試みはあるが方法論は確立していないという。ひとつの項目に要素がいくつもあり、内容は抽象的だ（235ページ）。茶摘みなどイベント直後の評価なら、具体的で身近だ。ここから道が開けないか。地元の京都文教大学の協力をえて考えている。

京都は、「認知症の人と家族の会」の発足の地。茶摘みの「当事者チーム」は、本人と家族だ。森さんは「家族といっても、本人を中心にした家族。家族の介護の大変さを言わない、パートナーに近い、認知症の本人の思いを大切に、どう生かすかを考える家族」だという。「当事者とは、国際的に言えば『本人』でしょうね。ただ日本には家族の伝統や長屋式の文化もある。いろんな形があっていいのではないか」

■人生の最終章も排除してはならない

宇治の「認知症カフェ」は当事者の人たちとつくった。カフェは認知症の本人たちの「居場所」であり、「変革の拠点」だ。だれが来てもいい。認知症だけにはなりたくないと思う人が来るかもしれない。そこで認知症の本人たちの場の安全性をたもちつつ、認知症という「疾病観」を変える。認知症の人にとって暮らしやすいまちはすべての人にとって住みやすいまちだとわかってもらう。そんな場所にしたい、と思って開いている。運営は、森さんがミニ講演で話し、2部はコンサート、3部に当事者から話してもらう。「みごとに話す認知症の人たちの話をきいて、疾病観が変わる」。

いま宇治市内の六つの地区すべてに認知症カフェがある。そのひとつ「れもんの仲間」の杉野文篤さん（62）は、17年に京都で開かれるアルツハイマー病協会国際会議を運営する委員会の本人委員でもある。16年9月の京都でのプレイベントには、森医師とともに杉野さん夫妻も登壇した。

14年11月、東京で開かれた認知症の国際会議のあと、視察団がカフェを訪れた。宇治市長も招き、いち早く「認知症の人にやさしいまち・うじ」を宣言、さまざまに取り組む。

いま気になっているのは進行する人への対応、そしてだれにも訪れる最期への伴走だ。仲間の原点のテニス教室を始めて4年。変性疾患は進む速さが人によって違う。「2回目の疎外と排除をしてはいけない」と言いつつ、進行して来られなくなった人もいる。「自分もいつか……」とポロッともらす仲間の言葉が胸にこたえる。

実は、小澤さんは亡くなる2カ月前、意識がなくなって救急搬送され、病院でせん妄がおきた。せん妄とは、意識レベルが低下して、幻覚や妄想がおきることだ。「怖いんや、本当に怖い……」。管につながれた状態で、「みんなが困るのはよくわかっている。でもな、帰りたい。本当に帰りたいんや」と言った。動かせる状態ではなかったけれど、家族や病院と話し合って、森さんも毎日往診することで帰宅。点滴を拒否して毎日、好きだったカルピス300CCでさらにひと月生き、11月19日、宇治の自宅で眠るように旅立つ。同じことがいま、カフェの仲間にできるか。

本人が望めばかなえたい。つどいの「入り口問題」で考えたように、地域から、ふつうの暮らしから認知症の人たちを排除してはならない。それは人生の最終章まで伴走することにつながる。どんな仕組みがいるか、できるか。宇治で全国のモデルになるような、「医療」「初期支援」「在宅」「施設機能」の要になる「認知症の総合的なセンター」を具体化しようとしている。

■今がいちばん安らか

小澤さんは02年、「肺がんで余命1年」と診断され、著作に専念した。人生の最終章で書き、ありのままの姿を周囲に見せ、伝えた。06年2月、本人に向けて書かれた初の本『認知症と診断されたあなたへ』の完成についてインタビューした。場所は京都駅八条口近くのホテルのロビーラウンジ。

毛糸の帽子にマスクとコート。ＭＤウォークマンでシャンソンを聴きながら現れた。完全防備をとくと、お地蔵さんのような笑顔だ。

「今のうちに書いとかんとねぇ、いつ書けなくなるかわからんから」

余命1年と診断された02年、自分でもふしぎなほど平静に受けとめられたのは、「認知症の人たちとの出会いのおかげ。そのご恩に報いたい」と語った。彼らの思い、彼らとともに生きている人の思いを届けたい。恩返しにと宇治の自宅で書き続けて『痴呆を生きるということ』など名著を残す。対談集と絵本も出版した。

当時、2週に1度副作用の強い抗がん剤の点滴をうけていた。痛みはないが、ひどくだるい。起きていられるのは1日4～5時間。数百メートル歩くと息があがる。脳に転移しもの忘れが進む。日に1時間は「どこだっけ」とあれこれ探し回る。パソコンに向かうのは2時間が限界……。なのに「人生で今が、いちばん安らか」とするりと語る。

「認知症の人と出会って、人が生まれて、育ち、社会のなかで生き、亡くなってゆくことが、ごく自然なことなんだと思えるようになったから」と、静かなあの声で。

「精神科医になっても自分はやさしくない。複雑な家庭の事情で、生まれて来なければよかった、とずっと思って育った」。人生を振り返るいくつもの物語は、「今、いちばん安らか」に何度もたどり着く。98年、著書『痴呆老人からみた世界』のまえがきに「痴呆老人から見た世界はどのようなものなのだろうか。彼らは何を見、何を思い、どう感じているのだろうか。そして、彼らはどのような不自由を生きているのだろうか」と書いている。

「ぼけると何もわからない」は誤解と説く。「徘徊」「妄想」といわれる行為にも必ず理由がある。「家族の事情や愛憎を深く知って、そこにケアが届けば、症状は改善する」。ケアの現場で認知症の当事者の話を聴き、新聞に書いても「それは特別な人」とみられた時代、小澤さんの存在は灯台のようだった。

■認知症と共存共栄

認知症の人で驚いたことは？　と尋ねるとあふれるように話された。

「ほとんど歩けないと思っていた人がいなくなって、フェンスをよじ登ってどこかへ行った。重度の人たちがいっしょに合奏して最初はめちゃくちゃ。それがピタッと最後は合って『やった！』という瞬間。見事なキャベツの千切り。夫の顔もわからないと思われていた人を、亡くなった夫の枕元へ連れて行くと、眉間にしわをよせて『えーっ！』と声をあげた。立ち尽くしましたね。どんな歴史があったのか。そんな出会いと別れの瞬間をいくつも見てきた。この世の中で出会うことのなかったような、さまざまなやさしさ、人のつながりを見せてもらった。こちらの方がいやされる。ありがたいなあと。正常な人は仮面をつけている。認知症の人は隠すことができない。はだかで我々ごとき者に、心を読まれるように生きている。それが彼らの脆弱さ。無防備で……。いいケアを届ければ、あの透明感に行き着ける。そんな人を見てきたからか、彼らが行き着けないのではなく、こちらが遮断していると思う」

「認知症の人はゆっくりとした別れをする。かつてできたことができなくなる、社会的な自分との別れでもある。だから、かつての自分を求め続ける人が周りにいるとつらいわねぇ」

できることが認められる社会。その裏腹でおきる恐怖。

「気持ちのこもったケア。やさしくというなら、論理的な、その人がどんな不自由をかかえているかを知って、片まひの人がいろんな補助具をつけるような。補助具はミリ単位で緻密に考えるでしょ？　そんなていねいに補うケアがやさしさにいたる」

がんと認知症への対処で共通点は？

「認知症は、闘いすぎて落ち込んでというより、共存共栄。がんとの付き合いも。悪さばっかりしてると、オレが死ぬとあんた（がん）も死ぬんやで」

でも、認知症が怖いというわけではない。

「人の手をかりなければならなくなる病。いい手をさしのべてもらえれば、怖くはない。認知症はやさしい人の手、十分なケアがあれば怖くはない」。話はつきなかった。

待ち合わせの喫茶室に、名物のお茶でつくったお団子を「どうぞ」と持って来てくださった。改めて宇治への思いを感じる。16年の日本のいま、宇治の取り組みを知ったら、小澤さんは何と言うだろう。いつか、宇治の「当事者チーム」が摘んだお茶で、あのお団子ができる日が来るかもしれない。そんなことをふっと思った。

11章　「自立って〝依存先〟をふやすこと」当事者の力、問われる私たちの力

1　「そんな愛ならば、いらない」べてるの家の当事者研究

■青い芝の会・障害者運動から認知症へ

日本の当事者運動は、いくつもの重い障害をもつ人たちの行動によって、社会に強烈な印象をあたえた。

アメリカで１９７０年代に生まれた自立生活運動は、「私たち抜きに私たちのことを決めるな」を合言葉に、世界中に広がってゆく。障害のある人たちが人間らしく生きる。そんな先駆的な運動が、日本でも１９５７年に芽生えていた。脳性まひ（ＣＰ）の人たちでつくる「青い芝の会」だ。「踏まれても踏まれても起き上がる芝」から名づけた。

「青い芝の会」は70年代、その「過激な」行動で世に知られる。

70年5月、横浜で30歳の母親が脳性まひの2歳の娘をエプロンのひもで絞め殺す事件がおきた。

母親に同情する人たちが減刑嘆願運動を始めた。メディアで話題になり、人々もそれを支援した。その世論に敢然と抗議したのだ。

「青い芝」は、「減刑になることは、僕たちの存在が、社会で殺してもいいということ。母親を憎む気持ちは毛頭ない。だが、罪は罪として裁いてほしい」と司法当局に意見書を出した。だが結局、執行猶予付きの判決が出た。

「伝説の人」横田弘さんに、2006年取材した。「青い芝」のリーダー（神奈川県連合会長）で、その思想の深さと行動力で注目された。四肢まひや言語障害がある。33年に生まれ、当時73歳。とぎれとぎれに、全身から絞り出すように話す。私が聞き返す。何度も横田さんが身をよじりながらこたえてくれる。約6時間、つばがとぶ。

「かわいそうだから障害児を殺した方がいいという、そんな愛ならば、いらない」

当事者運動は、心ならずも家族と対立することもあった。

75年、「バス乗車運動」を始める。川崎市で車いすでの乗車を拒まれ、「乗せろ」「降りろ」。77年春、支援者らとバスを占拠。30台余を運休させる。「ふつうにバスに乗りたかっただけ。でもとんでもない。障害者のくせに、と言われた」。いま、車いすで乗れる低床バスや駅にエレベーターもできた。ベビーカーやキャリーバッグを使う人も助かっている。

彼らの命がけの行動が発端でかなえられたものがいくつもある。横田さんはグループホームや作業所も運営していた。「障害年金や作業所もできた。でも人々の考えは根本的には変わっていない。

障害者はじゃま、いない方がいい……と」。

だれもが障害をもつ可能性があるのに、どうして……。私は言葉につまった。

「形が違う者。能力の劣る者を排除しようとするのね。でも絶望的な顔をしないでちょうだい。そういう矛盾を抱えているとわかればいいんだ。一人ひとりが。僕は絶望してませんよ、人間に。絶望してたら、運動なんかしてない」

当事者運動の真髄をきく思いだった。この志と運動はＤＰＩ（障害者インターナショナル）日本会議などにひきつがれている。

民主党政権時代の10年、政府にできた「障がい者制度改革推進会議」は前代未聞だった。26人の構成員のうち障害当事者（家族も含む）が14人。過半数は日本政府の会議で初。身体、知的、精神、盲ろうなどさまざまな障害のある人たちに手話通訳、指点字通訳などはもちろん、知的障害のある「ピープル・ファースト」のメンバーには、会の議論に入れるように事前に当日の資料の説明をして、資料の漢字にはひらがなをふった。審議中でも「イエローカード」を出して質問できるようにするなど、議事進行も工夫をした。いろんな工夫をすればともに話し合うことができる。

当時、認知症のメンバーは参加していなかった。だが、今後開かれたら当然、パートナーとともに出席してほしい。きっと認知症の当事者は、障害のある人とない人をつなぐ役割も果たしてくれると思う。認知症によって精神障害が身近にもなる。

■「べてるの家」　幻覚&妄想大会

当事者研究の元祖は、北海道浦河町にある「浦河べてるの家」だ。「べてる」の当事者発信は、精神障害者のイメージを大きく変えてきた。02年に訪ねて以来、私はその存在とユーモアに励まされてきた。困り果てたら「べてる」に行こう、と今でも思う。

「べてる」の物語は40年近く前にさかのぼる。浦河日赤病院精神科を退院した佐々木実さんが、ソーシャルワーカーの向谷地《むかいやち》生良《いくよし》さんと古い教会で暮らし始めた。のちに早坂潔さんも加わる。入退院する当事者や地域の有志によって地域生活拠点として、84年に生まれた。医師の川村敏明さんも加わった。当時、ほとんどが20代。みな若かった。

02年、初めてべてるを訪ねたとき、だれが当事者かわからなかった。

「精神分裂病（現・統合失調症）の水野典子です」

「境界性人格障害の山本賀代です」と自己紹介されて驚いた。

病気を隠さない。ここでは妄想や幻聴も「幻聴さん」などといって明るく話す。医師の川村さんは「幻聴をなくすのに生涯を費やすより、みんなの前で、おおらかに話せる社会をつくる方がいい」。薬も、必ず本人と相談して決める。「勝手に治す」と怒られる。年に1度、体験を発表する「幻覚&妄想大会」は町の名物で、全国からファンがやってくる人気だ。

だが最初からうまくいったわけではない。苦しい生活が5年ほど続いたとき、向谷地さんが「金もうけしてみないか」と言い出した。

入院して社会から離され、保護され管理されて「人生の当たり前の苦労」を奪われてきた人たち。社会のなかで生きていくことは、多くの人とつながり、再び「苦労」することではないか。「商売は苦労、苦労を取り戻そう」。地元の漁協と話して、88年から名産日高昆布の産直を始めた。介護用品の販売などにも手を広げる。

「三度の飯よりミーティング」で、とことん話し合う。わいわいがやがや。体調や気分、楽しかったこと、苦労したこと、幻聴や妄想もありのまま語り合う。「病気も売ります」とユニークな活動を本やビデオにして、テレビでも紹介されて広がる。

「べてる」の名は、旧約聖書の「神の家」からとった。99年にはそのユニークな実践で日本精神神経学会第1回精神医療奨励賞を受賞した。

人口1万数千人の過疎の町に、「べてる」のメンバー100人ほどが共同住宅やアパートに住む。年商1億円。02年に社会福祉法人になり、佐々木さんが理事長、販売部長は早坂さん。精神障害のある理事長は初めてだった。

■「当事者研究」って?

ミーティングは月に100回近くも開かれる。そこから01年、「当事者研究」が生まれた。元祖は河崎寛さん。暴力をおさえられずに「爆発」し自宅を燃やしてしまった。21歳の冬、浦河日赤に入院。病棟の電話を壊して落ち込んでいたら、向谷地さんが声をかけた。

「『爆発』の研究してみない？」

「えっ、研究？　わくわくするなあ～」

そのとき、首が折れそうなほど落ち込みうなだれていた河崎さんの心に光がさした。

「勉強は嫌いだけれど、研究はわくわくする」

当事者研究は、心のなかを見つめ反省し……といったものじゃない。どうにもならない自分の病気を、ポンと置いてながめ、発作のメカニズムや「自らを助ける方法」を考える。もちろん一人ではなく、向谷地さんや仲間たちといっしょに、笑いながらわいわいがやがや。苦労をわけあい、知恵を出す。河崎さんは病名もつけた。

「僕は統合失調症爆発型」

みんな思い思いに自分の病名を考え、つける。

「他人の評価依存型人間アレルギー症候群」

「魔性の女系・人格障害見捨てられ不安タイプ」

なるほどなあ。気持ちがにじみ出る病名だ。切なくてどこかおかしい。河崎さんが「研究は、人とつながっていると感じて、不思議に力がわいてくる」と言ったのが忘れられない。この実践は医学専門誌に連載され、単行本『べてるの家の「当事者研究」』にもなった。

■苦労は人生の宝もの

「弱さを絆に」「偏見差別大歓迎」「病気も売ります」

ユニークな「べてる」に、国内や海外から年間2千人の見学者がやってくる。のべ数万人の計算だ。かつて、「あーうー」とうなってうまく話せなかった早坂さんは、絶妙な間と語りで各地の講演に招かれ、当事者研究も各地で講座が開かれるほどだ。

取材にゆきづまり、浦河のラーメン屋さんのテーブルにつっぷした私に、早坂さんが「疲れたら休め～いくいちゃん」となぐさめてくれた。

「背伸びをすると病気が出る。自分とつきあうの、難しいなあ」

恋に破れて入院したり、退院したり。今もデコボコいろいろある「べてる」の人たち。苦労は人生の宝物、生きるヒント。初めて会ったとき、「境界性人格障害の」と自己紹介してくれた山本賀代さんたちは、CDを出した。

「♪日々を大事に生きるために病気を与えられた
絆を取り戻せるように弱さを与えられた
人につながるようにと苦労を与えられた♪」(「病者の祈り」)

この歌は、認知症とともに生きる人の胸にも響くのではないだろうか。

「べてる」に出会って、当事者の発信のユニークさにうなった。

苦労はつらいけれど、人とつながることもできるんだ。入院を「苦労を奪われた」とみる。苦労できるって、幸せなんだ、と。絶望から生まれた何と豊かな発信だろう。精神科病院の社会的入院のむごさは、この「苦労」という人生を奪われることなんだ、と気づかされた。

当事者研究のテーマは「幻覚」「妄想」「リストカット」「爆発」「金欠」……とバラエティーに富み、いまも続いている。向谷地さんはしみじみと思う。

「どれもがこれまで、自分以外の他者、専門家や家族の采配に委ねるか、奪われるかであって、苦労をかかえる当事者自身は、苦しみながらも蚊帳の外に置かれる場合が少なくなかった。その意味で『当事者研究』は、さまざまな生きる苦労をかかえた『自分』という神輿《みこし》をかつぐお祭りのようなものかもしれない。そのかつぎ手のなかに、やっと、当事者自身が仲間とともに加わることができ、その醍醐味を味わえるようになった。そのおもしろさは、だれもが自分自身の『当事者＝統治者』になっていくところにある」

「当事者研究」は発達障害などにも広がり、『当事者研究の研究』という本まで出版された。この当事者研究にヒントをえて、「認知症の当事者研究勉強会」（7章）も生まれた。

2 「徘徊」ではなく「外出」です 「恍惚の人」から「希望の人びと」へ

■認知症本人発信の意味——本当の価値に気づく

認知症の本人が「話せる」「何かまだできる、能力がある」からすばらしいのではない。思いがけず認知症になって、人生で本当に大切なものは何か、自分と向き合い、その価値に気づいた人たちから、私は大切なことを教えてもらい気づかされた。そのことを伝えたかった。

認知症はそれまでの自分との別れでもある。だがそれは地位もしがらみもない、本当の自分に出会うことかもしれない。いちばん大切なことは、今、生きていること、存在そのもの。認知症の本人からの発信は、個人の輝きから始まった。そして14年10月、初の当事者団体、「日本認知症ワーキンググループ」の発足後は「層」として登場し、社会に発信している。

これまでにない言葉は新鮮だ。佐藤雅彦さん、丹野智文さん、樋口直美さんは、「二つの偏見」について語っている。認知症に対する「社会」にある偏見。そして自分のなかにも偏見があることに気づいた。社会に偏見があると、自分が当事者になったとき、その偏見に苦しめられる。だがその源は自分のなかにもあった。私自身、取材は人と出会うこと、そして、自分と出会うことだと痛感してきた。無知、欺瞞、偽善、偏見……。へたり込んでは当事者の人たちに支え励まされてきた。偏見は社会にはじめからあるのではなく、私たちが創り出している。問われているのは私たち。この気づきは重く、当事者の次へのジャンプ台にもなってゆく。

その広がり、深まり、存在感の厚みを改めて感じたのが、ＪＲ東海事故裁判へ認知症の当事者団体として「初」の「コメント」、そして鳥取での集いだった。

■「徘徊」ではなく「外出」／工夫と提案

16年3月1日、最高裁が注目の判決を出した。外出して線路に入ってしまった認知症の男性(91)が列車にはねられて亡くなった事故をめぐって、遺族に損害賠償を求めたJR東海の訴えを認めず、「遺族に賠償責任はない」としたのだ。

「もし自分の家族だったら……」と、裁判のゆくえを見守っていた人も多い。

認知症本人の活動を支えてきた認知症介護研究・研修東京センターの永田久美子さんは、「民法の条文の金縛りを解き放ち、認知症の本人と家族の現実に光をあて、超高齢社会への活路を開いた勇気ある判決」と評価する。一方、「事故の責任や損害をだれが負うのか、大きな宿題が残された」と指摘する。そして何より、「本人は事故をおこした加害者ではなく、本人こそ被害者ではないか、という根本的な疑問も残る」と話す。「本人こそ被害者」との思いは、私もまったく同感だ。どんなに困り果て、途方にくれていたのだろうかと思う。

「男性が『徘徊』中に」と報道したメディアも数多かった。「徘徊」という表現を本人はどう思うだろう。「徘徊」は、「わけもなく歩き回ること」だが、男性は目的があった。長男は、「『徘徊した』といわれるのは違和感がある」との心情を司法記者クラブに送った。ほとんど当日の報道には生かされなかったが、16年6月には長男が初めて公の場に出て、「認知症の人と家族の会」の総会で講演、記者会見もした。「自宅を出て元の勤務先、実家に向かうことがあった。父は目的をもって歩いていた。『徘徊』とは違う」「事故の日は、トイレを探していたんだと思う」と語り、そのように報道された。

認知症の人の行方不明や事故など、深刻な事態はずっと前からおきていた。認知症が原因で行方不明になり警察に捜索願を出した人が1万人を超えた（16年、1万2208人、警察庁発表）。意味もなくさまよっているのではなく、散歩などに出かけた先で家に戻れなくなったり、事故にあってしまったり。思わぬところでいのちを落とす。この深刻な事態に何年も対応できていない、してこなかった結果でもある。

最高裁判決に対して、日本認知症ワーキンググループは、次のようなコメントを出した。認知症当事者のコメントは初めてだ。


日本認知症ワーキンググループは、認知症の本人自身の組織であり、認知症と共によりよく暮らしていける社会にむけた提案や活動を行っています。

自由に外出し、町の風景や人たちに触れて暮らすことは、人としてあたりまえのことであり、認知症があっても同じです。／「認知症だと外出は危険」という一律の考え方や、過剰な監視や制止は、私たちが生きる力や意欲を著しく蝕みます。私たちだけでなく、これから老後を迎える多くの人たちも生きにくい社会になってしまいます。

私たちはまた、家族が介護に疲れ果てることなく、家族なりの生活を保って暮らしてほしいと願っています。／今回の判決を機会に、家族だけに責任を負わせず、認知症があっても安心して外出できる地域にすべての市区町村がなっていくよう、誰が何をできるのかを私たち当事者と話し合いながら、具体的な取組みを進めていってほしいと切望します。

さらに具体的な提案をしようと、3月20日、鳥取市で開かれたＪＤＷＧなどが主催したシンポジウム「当事者視点が創る新たな社会〜認知症の本人からの提言」では、「外出すること」をテーマに話し合った。

前日、まず①外出のしづらさの体験、②自分なりの工夫、③あってほしい理解や支援について、メンバー18人（ＪＤＷＧから11人、地元鳥取近辺から7人）が、パートナーとともに話し合った（非公開）。メンバー4〜5人ずつ四つのグループにわかれて、進行役は本人がつとめ、補佐・記録はパートナーが担当した。私もオブザーバーとして同席した。

■絶望を語り合える希望

初対面の人たちもいるのにうち解けて話が弾み、次のような声があがった。

外出する前に困っていること→「行き先や予定の時間を忘れる」「着るものや持ちものの用意に手間取る」「出かける前に焦ると、いらいらする。パニックになることも……」

外出先で困っていること→「人の流れについていってしまって、よそに行ってしまう」「駅名を忘れる」「バスのボタンを押し忘れて、降りそこなう」「いくつものことを同時にできないであわてる。たとえば犬の散歩中、犬がフンをしたとき、片手に犬のひも、片手にカバンだとフンの始末をどうしたらいいか混乱する」などなど。

困ったこと、失敗したこと、もうだめだと絶望したことをあんなに話せるなんて、自分のことを笑えるなんて。同じ苦しみや戸惑いを知る仲間とだからなのか。

自分なりにしている工夫は↓「何を着ていくか一揃えハンガーにかけておく」「持って行くものをポーチにまとめておく」「出かける時間にアラームをセットする」「ヘルプカードを持って、わからなくなったらたずねる」

あったらいい提案は↓「駅にたずねやすい人を配置してほしい」「そうしたら、外国の人にも親切だね」。認知症だけでなく他の人たちのことも考える。

オブザーバーで見守った厚労省認知症施策推進室長の水谷忠由《ただゆき》さんは、ＪＤＷＧの発足前から参加してきた。当初よりも当事者同士の話し合いが活発に自由に行われていることがうれしかった。「洋服を準備しておくのは、出かける前の服選びに時間のかかるうちの妻と娘にも、ぜひ、伝えたい」と言って笑わせた。私も見習いたい。そんな暮らしの工夫がいくつもあった。

翌日のシンポジウムは鳥取県も共催で、平井伸治知事があいさつに駆けつけた。認知症当事者の発信を地方から、その最初は共同代表の藤田和子さんの地元からとの意気込みが伝わってきた。会場の市民会館に４５０人がつめかけた。

午後は、静岡県（富士宮市）、茨城県、東京都町田市、同板橋区から参加した当事者メンバーが、パートナーとともにその暮らしぶりを話し提案をした。壇上に、有楽町の夜の居酒屋でいっしょだった「若年認知症いたばしの会　ポンテ」の水野隆史さんと当事者のAさん（8章）がいて驚いた。あの夜、口数の少なかったAさんが一歩踏み出して、笑顔で発信する人！になっていたのがうれしかった。

■自立って？　信頼できる依存先やパートナーを多くもつこと→当事者運動

「当事者視点が創る新たな社会」をテーマにしたパネルディスカッションは、外出にしぼって活発な議論が続いた。藤田さん、丹野智文さんの当事者に、吉野立《りゅう》さん（認知症の人と家族の会鳥取県支部の代表世話人）、渡辺憲さん（鳥取県認知症疾患医療センター長・医師）に、厚労省の水谷室長。司会は永田久美子さん。丹野さんは、ヘルプカードを使うこと、家族以外のパートナーを複数つくることなどを提案した。「バスで降りるボタンを押し損ねて、家の前を通過しても妻がニコニコ笑っていてくれるのがいい」（8章）の話をして笑わせた。「怒らないでほしいんだよね」。藤田さんは「失敗しながらも外出する。私たちを信じてほしい」と絶妙なコンビだった。

「家族以外のパートナーの存在は、家族にとってもいい」という吉野さんの指摘はなるほどと思った。パートナーと外出すれば、家族も安心して自分の時間をすごせる。それが家族と本人の双方にとってもよいということだ。

家族以外のパートナーは一人ではなく複数、まず早期診断で終わらず、そこから心底話せる仲間の当事者と出会う。さらにつながって当事者支援の輪を広げる。そして発信する。

丹野さんの話をききながら、熊谷晋一郎さん(39)の「自立と依存、絶望と希望の意外な関係」の話を思い出した。

熊谷さんは脳性まひのため車いすを使う小児科医で、東大准教授でもある。10歳の時、「自分は親がいなくなったらどうなるのか」と考え、東大進学で上京したとき、障害者の自立生活センターに相談しヘルパーを利用して一人暮らしを始めた。月に1度、東京都立北療育医療センター城南分園で診察をしつつ、「当事者研究」の研究者でもある。

小学校で子どもたちに「自立」の話をするとき、「自立の反対は何だと思う?」と問いかける。「依存?」「頼っちゃいけない?」と思いがちだけれど、「違うよ」。こう話すと子どもたちは目を丸くしてきいてくれる。

「自立の反対は依存ではない。信頼できる依存先を多くもつことが、自立につながる」

熊谷さんがこう痛感するきっかけは11年3月11日。あの東日本大震災でエレベーターが止まって、5階の研究室にいた熊谷さんは脱出できずに危機に陥った。歩ける人は階段で、もしくはロープでもと複数の方法(依存先)があるのに、車いすの自分にはエレベーターしかない。依存は自立の反対ではない。信頼できる依存先を開拓することが自立につながる、と実感した。人間関係もそうだ。そしてこれが「当事者運動」だと語る。昔は障害のある人たちの頼りは、親か大型入所施設しかなかった。今はたくさんのヘルパーに支えられて自立生活をする人がふえた。機器も駆使する。丹野さんたちは今、それを「家族以外の複数のパートナー」や生活の工夫という形で実践しているように感じた。だから丹野さんは生き生きしてるんだ。そして、この方法はだれが認知症になっても、新たな人生を生きていくのに大切なコツのように感じた。

■「外出行動」でなく「外出です」

鳥取は家族の会の活動も活発で、熱心な支援で知られる。県も取り組んできた。吉野さんは、家族の会の取り組みを紹介し、さらに「以前から『徘徊』とは言わず、『外出行動』と言っています」と話した。一般に「徘徊」という言葉が無造作に使われているなかで、吉野さんたちが考えを深めてきたのが伝わってきた。

永田さんに問われて、藤田さんがゆっくりと語り始めた。「私が認知症の人でなければ『それいいよね』って思ったかもしれない。でも本人としては、うーん、まだまだというか……」と言うと会場がふっとゆるんであたたかな笑いがおきた。それは発言者を気遣いながら、でもありのままの思いを何とか伝えようとする藤田さんへの共感、応援の波のように広がった。藤田さんが続けた。「私たちも一人の人であり、目的をもって外出しているだけで、『行動』というのはちょっと視点が違う」「私たちがしているのは『外出』で、みなさんといっしょです」

私は深くうなずいた。「外出行動」と呼ぶのは、本人の立場に立って「徘徊」には意味があると理解するからだろうけれど、なぜ「行動」をつけるの？　ただ「外出」でいいのでは？　というのが藤田さん、つまり本人の実感なのだ。同感だ。

違和感があっても言い出せなかったこと、言葉にできなかった本人たちの思いを藤田さんが代弁してくれているように感じて、私は思わず、ゆびさきで小さく拍手した。

■「恍惚の人」から「希望の人びと」へ

発信できるのは、「特別の人」と思われがちだが、決して特別ではない。

鳥取に参加した当事者たちは、互いに当事者に出会うことで力をつけてきた。

たとえば吉田美穂さんは、次女と同年配の丹野さんと出会ってようやく前向きになり、最近講演もするようになった（7章）。その丹野さんは、「若年は2年で寝たきりに」の情報に絶望しかかっていたとき、診断されて当時5年たつのに元気な竹内裕さんと出会って、「大丈夫じゃん！」と元気を取りもどした（8章）。その竹内さんは、広島の松本照道さん夫妻と出会い、妻の恭子さんに声をかけてもらったのがきっかけで、地元の「認知症の人と家族の会」とつながった、と知って驚いた。

松本照道さんは05年6月、「呆け老人をかかえる家族の会」が主催した京都での講演会に登壇したがマイクに向かおうとして立ち往生し、恭子さんが代わって話した。最後は夫妻もいっしょにみなで手をつないで「ふるさと」を大合唱した。会場にいた私は、思いを語る、聴く大切さとともに、本人への重圧を知った。そして、それでもなおマイクに向かおうとする松本さんから「何とか伝えたい」という切なさを感じた。あの松本さん夫妻を出発点に、竹内さん→丹野さん→吉田さんとつながっていたのだ。あのときの松本さんの勇気が11年後、こんな形で鳥取に集っていることを、松本さん夫妻にぜひ知らせたいと思った。

ワーキンググループのメンバーは今、今年（17年）4月の国際会議に向けて、さらにインパクトを与える動きをしようと模索中だ。

認知症の当事者の発信や本人の視点を生かす取り組みには自治体や地域の差も大きい。「天と地」の開きがある。よい医師やパートナーに巡り合い、家族や友人などにも恵まれた人だけが認知症になってからも人生を切り開けるのではなく、だれもが安心できるようになるにはどうすればよいのか。なお道は遠く容易ではない。

この瞬間、心ならずも閉ざされた精神病床にいる人もいる。介護殺人、心中事件も後を絶たない。「信頼できる依存先」をもっともっと増やすことが必要ではないか。私たちはなお途上である。

だが、絶望しひきこもっていた本人同士が出会い、絶望を語り合う。笑い、つながり、発信する。その出会いに励まされ、希望を感じる。何もわからないのではない、嘆きも希望も発信する人たち。その集団の存在自体が希望だ。「恍惚の人」から「希望の人びと」へ。そのありのままの姿が社会を変えてゆく。この方向はゆるがない、と信じている。

おわりに

いま、認知症とともに生きる人たち自身が、社会を変えようとしている。

当事者の発信が社会を変える――この鮮やかさを最初に実感したのは1990年、乳がんを経験した女性たちとの出会いによってだ。その後も医療や介護、障害などいのちの現場から、さまざまな本人の声を伝えてきた。共通して気づかされたのは、専門家や家族、社会ではない、本人の発信の力だ。無力だと思われていた人たちが一歩踏み出し声を上げることによって、視点が変わり、いのちを巡る状況は大きく変わってきた。

■乳がん／無念の体験を発信し医療を変えた女性たち

乳がんの経験者と初めて出会った当時、本人にがんという病名を知らせることは極めてまれだった。認知症と同様、医師たちは、患者は動転して「告知」を受けとめられないと思い込んでいた。新聞の訃報欄にそのことを載せることもまれだった。

90年、日本医師会は欧米では医療の常識だった「インフォームド・コンセント」を「説明と同意」と訳して、初めて医療の重要問題と位置づけた。日本の「IC元年」である。患者が十分知らされた上で、治療法や検査などに同意・拒否・選択する。キーワードは「情報と選択」。乳がんの当事者たちは、複数の治療法やその長所短所も説明するように、ICを求めて動き始めた。そのうねりの渦中で、彼女たちに出会った。

「麻酔から覚めたら乳房がなかった。手術するなんて事前に何の説明もなかった」

神奈川県に暮らす女性（58）の体験は衝撃だった。取材を進めると彼女が特別ではなく、多くの人が病名やきちんとした治療法の説明を十分受けずに乳房を失っていた。

欧米ではすでに、乳房を残す温存療法が一般的な治療だったが、日本の女性たちは知らされず、筋肉までとる100年前の術式による大きな手術をされる人もいた。海外から「野蛮だ」「スキャンダル」と批判されたが、そのこともほとんどの女性は知らなかった。

「私の体は私のもの」。いま思えば当たり前のことがかなわず、医療の主役は患者なのに、カヤの外に置かれていた。「どんな理屈っぽい女も、乳房を取ったら泣き寝入りする、と外科医に言われた」と訴える人もいた。そんな時代だった。

乳がん経験者の会「ソレイユ」や「イデアフォー」は、自分たちの無念の体験や経験、最新の情報を発信し、医療を患者中心に変えようと動いた。左右両方の乳房を、納得のいく説明もなく失った体験をシンポジウムの壇上で話し、「私のようなつらい体験を皆様がなさらないように」と語った人もいた。今、レビー小体病の樋口直美さん（9章）が発信している講演や著書と重なる。

「イデアフォー」は92年、乳がんの主な病院の外科・放射線科の317施設を対象に、患者数、治療法、乳房温存療法をする基準などをアンケート調査した。回答のあったうち、公表も了解した122施設の集計結果を公表し、次の患者の力になろうとした。画期的だった。その後、学会などが調べて公表するようになった。患者が医療を変える。乳がんは私の出会った最も鮮やかな例であり、当事者取材の原点になった。

■患者の「権利」って何？「当然」のこと

これは、認知症当事者の問題提起とも重なる、患者の「人権」「権利」の主張でもあった。だが、91年10月、「患者の権利法をつくる会」が正式にスタートする準備段階では、法律の名前に「権利」という言葉を使うのをためらう人もいた。

そんなとき弁護士の八尋《やひろ》光秀さんが、「権利なんて、たいしたことじゃないですけん」と言った。「英語ではＲＩＧＨＴＳ。正しいこと（ＲＩＧＨＴ）の束。複数形でＳがつくとでしょう？　この言葉が日本に入ってきた明治時代、福沢諭吉は『当然』とか訳しとりますけんね」

八尋さんはのちにハンセン病元患者の国家賠償請求訴訟の原告弁護団共同代表となり、01年5月国に勝訴。小泉首相は原告たちを官邸に招いて謝罪した。

病名を知らせるときにいう「告知」はふつうの暮らしでは使わない。上から下へ告げ知らせる。

威圧的な響きがある。がんと診断された著名人のインタビューの連載で、関西の喜劇人、岡八郎さんは言った。

「あの『告知』って、何とかなりまへんか？　水虫やったら言わへんでしょ」

なるほど。英語では「truth telling」。ただ、「事実を知らせる」。ホスピスケア研究会代表で看護師の季羽倭文子《きばしずこ》さんが、「telling と進行形になっていることに意味がある」と話した。「あなたはがんです」と知らせ、病状や検査、治療法などを丁寧に知らせ続ける響きがある（以後、私は「告知」は使わない）。

認知症もふくめて、上から告げる言葉「告知」が当たり前のように使われる医療現場で、患者と医療者の対等な気持ちのよい関係が生まれるだろうか。ＩＣとは、患者が医師の協力をえて選択し病気と向き合う「過程」のことだと知る。

認知症についても同じだ。「日本認知症ワーキンググループ」（ＪＤＷＧ）は病名を知らせて終わりではなく、診断直後から介護保険を使うまでの「空白の期間」をなくすこと、当事者との出会いなど次へ「つなぐ」ことを求めている。「当然」の権利だと思う。

■ＩＣ、思想の根っこは反ナチス

ＩＣの概念が生まれたのは、第二次世界大戦のナチスの非人道的な人体実験の反省からだった。64年の世界医師会総会のヘルシンキ宣言となって医学研究やその後の日常の医療行為の原則になる。

この世界の常識が日本では軽く見られ、置きざりにされていた。

患者に十分説明せずに乳房を取ってしまう国と、きちんと説明した上で患者が治療法を選べる国。この違いはどこから来るのか。取材を進めると、この国のあり方全体の問題だった。

家庭のなかでの子どもと親、妻と夫、学校での生徒と先生、職場で働く人と上司、女性と男性。情報や権力をもたない側ともつ側がいかに対等、水平ではないかということ。国民と政治家の関係にも似ている。60年代からの米国の公民権運動や市民、女性、障害者運動のうねりと重なる。人権や情報公開と響き合う、もっと深く大きな流れだと気づかされた。

認知症についても、クリスティーンが2001年に出会った米国のモリスが、認知症の自分たちが発信する意味を、黒人解放や患者の権利、障害者運動など人間が人間らしく生きるための人権運動とつながると位置づけた。障害者の権利条約を日本政府がようやく批准した14年に、認知症初の当事者団体JDWGが始動した。権利条約は、障害の原因ではなく、結果として生じる社会的不利益や生活のしづらさに注目した。この「障害観」にたてば、当然、認知症の人たちも含まれる。今後、認知症の当事者活動は、障害者運動と交流や連携を深めてゆくだろう。

■問われる人間観　能力主義からの解放／コミュニケーションは「命綱」

認知症の当事者発信を追い続けて気づかされたのは、能力主義からの解放の大切さだ。何かが「できる」からよいのではなく、そこに「いる」「存在する」意味と価値の重さだ。目が見えず、耳も聞こえない。ヘレン・ケラーと同じ障害をもつ、盲ろうの福島智さん（53歳、東大教授）と出会って、気づかされたことと重なる。

認知症と「盲ろう」のつながりは、カナダの当事者、リン・ジャクソンさんが04年の京都国際会議で、ヘレン・ケラーの言葉「人生は恐れを知らぬ冒険か無か」を語ったことからだ（3章、4章）。この言葉の背景を知ろうと、福島さんに連絡して取材を始め、その生きる切なさと関西人ならではのユーモアにひきこまれて新聞記事や本で伝えてきた。

福島さんは羽をもがれるようにして3歳から片方ずつ視聴覚を失い、18歳で「全盲ろう」になった。無音漆黒の世界にたった一人。地球からひきはがされ、果てしない宇宙に放り出されたような孤独と不安に打ちのめされた。盲ろうになって、一番の苦痛は「見えない、聞こえない」ことそのものではなく、「人とコミュニケーションができない」ことだった。

認知症はコミュニケーションの障害といってもいい。

福島さんは「コミュニケーションは人間にとって『命綱』。目が見えて耳が聞こえても、コミュニケーションがうまくいかない人はどんなにつらいか」と、認知症の人を思いやる。指点字を母親と生み出し、友人が「指点字通訳」という手法を編み出したことで、深海の底のような孤独から立ちなおった。認知症の人が、ともに歩む複数のパートナーによって孤独から救い出されることも実感として福島さんにはわかる。

人間は一人ひとり本質的にばらばらで、孤独な存在だ。それでも人はみな、どうにかして互いに離ればなれにならないように、いつも必死でだれかの手を探し求めながら暗黒の宇宙を旅している。こうした私たち人間一人ひとりを最後の部分でつなぎとめる「命綱」が、心に響くコミュニケーションなのではないかと感じている。

福島さんは世界で初めての盲ろうの大学教授だ。

東大先端科学技術研究センターの助教授に招かれた01年、福島さんは能力主義の研究をしたいと言った。「障害の問題をつきつめると能力主義の問題にぶつかるから」だ。「能力主義」というと何だか難しそうだが、どこが問題なのか。めざす研究をこう説明してくれた。

「能力の差によって一定の処遇の差が必要なことを否定するのではありません。否定するのは、能力の差と、その人の存在の価値を連動させることです。連動させてしまう、人間の内面にくいこむ差別的なもの、価値の序列的体系がある。障害を通してきちんと整理して、批判的に研究したいと考えます」

寿命が延び、人は長く生きるようになった。年を重ねることで生じる能力の差、衰え。それをどう取り扱うかがこれから重要になる、認知症はそのひとつだ。

「能力は付箋《ふせん》のようなもので、付けたり外したりできる。付箋は給料の額かもしれないけれど、人間としての存在や、いのちの重さは変わらない。私たちがこの宇宙に奇跡的に存在していることもね」

私たちの暮らすこの国は、そう思える社会か、年を重ね、衰えれば生きている価値がないと見る社会か。

■津久井やまゆり園事件の衝撃

ちょうど原稿を書いていた7月26日の未明、相模原市の障害者施設「津久井やまゆり園」で殺傷事件がおきた。入所者19人が命を奪われ、27人が重軽傷を負った。容疑者の元職員は「障害者は生きる価値がない、いない方がいい」と、障害の重い人にねらいを定めて襲った。

ネット上には、容疑者に共感するかのような書き込みが見られ、いっそう衝撃が広がった。福島さんは、研究者として一人の障害者として思い悩んでいる。

「これほど心が痛み、恐れを感じるのは、無抵抗の障害者の殺害が、『2重の意味での殺人』と感じるからだろうか。肉体的生命を奪う『生物学的殺人』と、人の尊厳や生きる意味自体を否定する『実存的殺人』。だが魂が凍りつくようなこの不安の原因は、たぶんそれだけではない。私たちと容疑者が、まったく無関係だとは言いきれないと、どこかで気づいてしまっているからではないか」という。

「障害の有無にかかわらず、労働能力が低いと評価された瞬間、社会から切り捨てられるからだ。経済的価値に基づく序列化、人間の存在意義の軽視、否定の論理とメカニズムは、しだいに拡大していき最終的には大多数の人を覆い尽くすだろう」

容疑者の言う「生きる価値のない人」には、認知症の人も入るのだろう。こうした社会の人間観と向き合わなくては、認知症になっても安心して暮らせるはずがない、と痛感した。

あの日から、23年の月日が流れようとしている。

◇　　◇

94年2月、雪深い秋田の「痴呆病棟」。介護の現場をお年寄りに最も近い、付き添いさんの手伝いをさせてもらい、病室の床にいっしょに寝泊まりしながら取材をした。連日24時間ぶっ通しの仕事だ。枕元にシビンが並び、ゴキブリが這う。いのちにかかわる深い仕事をする人たちがこんな待遇しかうけていなかった。

「地獄は死ぬ前にあるんだなーって思うよぉ。患者も私たちも」。年配の付き添いさんのしゃがれた声が、いまも耳に残る。

動くと危ないという理由でベッドや車いすに縛られる人もいた。その惨状に立ちつくし、吠えるように泣いたこともあった。

だが、付き添いの松本みよ子さんは、二郎さんが病棟を歩き回る理由が苗をまくことだと気づいた。何度も笑顔で話しかけていっしょに歩くと2カ月後、険しかった顔が穏やかになった。看護師さんが「同じ徘徊でも、連れがいると違うんだね」と驚いた。4カ月後、うなるだけだった二郎さんに言葉が戻り、ある朝、「世話に、なるなぁ」と言った。本人の視点に立って接すれば「絶望的」と専門医に見放された人も変わる。この出会いがあったからこそ、介護の現場や認知症に絶望せず、取材を続けてこられたと感謝している。ただ、その過酷さを書くことがどうしても多く、

「認知症は大変だ」という誤解や偏見を助長することになったのではないか。その悔いが胸の底にずっとある。

当時でも、自分の思いを話してくれる認知症のご本人はいた。

「ねえちゃん、このひもほどいて」

老人病棟で車いすに縛られていたお年寄りが私を見上げた目を忘れない。

都心の病院に泊まり込んだ明け方、恐ろしい目にあって助けを呼びたいのに声が出なくてもがく夢を見た。苦しくて目が覚めると、ちょうど、患者さんが付き添いさんに「オムツにしなさい！」と怒られているところだった。入院するまでは何とかトイレに行けたのに、入院したとたん、手間をはぶくためにオムツにされる人が多かった。どんなに情けなく口惜しいことだろうか。私の見た夢が、入院しているお年寄りたちにとっては毎日の現実であり、ようやく声を出しても無視されていた。

一方、グループホームで笑い転げるお年寄りたちにも出会った。そのときどき、紙面で本人の言葉や思いも伝えたつもりではあったけれど、家族や支える側の話が主になりがちだった。

新聞記者はいずれその場を去ってゆく者だ。そんな私のような者に、身をさらし、年を重ねて生きる、介護される切なさを言葉で、また無言でありのままの全身で教えてくださった。本書はその恩人たちに、後に続く人々はここまで来ましたと報告したい。しなくては。そう思い続けて、かかえてきた原稿の束です。至らないけれども、その一部がようやく形になりそうで、少しほっとしている。

コミュニケーションは、受け手によって豊かにもなり、ヒリヒリする刃にもなる。何もなかったことにもなる。そして伝えなければ「無」と痛感する。

認知症になったら「話せない、何もわからない」のではない。向き合う側や周囲の人たちが聴かなかった、聴けなかった、聴こうとしなかったからではないか、といま、思う。


13年5月から8カ月間、朝日新聞「プロメテウスの罠」連載班に所属した。11年3月11日の東日本大震災・福島原発事故で「全村避難」を命じられた福島県飯舘村。そこにただひとつ残った特別養護老人ホーム「いいたてホーム」を取材し、22回連載した。事故後、ホームに家族が迎えに来たのはたった一人だった。

「おら、おいでがっちゃ」

自分は置いていかれてしまった——6千人もの村人が続々と避難するようすをテレビで見たステノさん（94）がつぶやいた。ほとんどが認知症の人だ。このお年寄りを支えるのは自分たちしかいない。職員は自らも被災しながら当時で2年以上も支え続けていた。64人のお年寄りが、避難先から通ってくる37人の介護職員に支えられて日々をすごしていた。

夜、真っ暗な村にここだけ灯りがともる。泊まり込んで夜勤にもつかせてもらって書いた。緊張して訪ねた初日、馨《かおる》さん（81）は「気持ちだから」と、おやつの蒸しパンを半分わけてくれた。

キヨイさん（85）とはる子さん（80）からは、「初めての男」の話をきき、いっしょに食卓を囲むと、「飯、食えぇ。それ以上痩せたら仕事できねえべぇ」とやりこめられた。テレビの時代劇「鬼平犯科帳」にチャチャをいれていっしょに笑い転げた。

取材中に5人亡くなった。ホームでのお別れ会。降りしきる雨のなか、みんなで手を合わせて棺を見送った。

「当事者発信」とことさらに言わなくても、原発禍のなかでも、人生の悲しみや喜び、家族の葛藤も胸におさめ、思いをきき、察し合って暮らしていた。お年寄りはさらに亡くなり、今35人に。介護リーダーの佐藤智恵子さんたちは、お年寄りたちの最期のその日まで、いつものように支えたいという。

04年に知った豪州での当事者活動が、日本でも花開くのは14年秋。日本初の認知症当事者団体「日本認知症ワーキンググループ」（ＪＤＷＧ）が発足した。発信する言葉は、すでに語ることのできなくなった人たち、無念のうちに亡くなっていった人たちの代弁だと思って、私は聴いている。現場で日々奮闘する人たちは、きっとこの本のめざす方向のいちばんの理解者だと信じている。そして、日々、さまざまな思いを胸に、ともに生きるご家族も。

人は、死に向かって生きている。出会いがあれば別れがある。そして死の前に認知症もある。しょうがない、避けがたいことがおきるのが人の定めだ。認知症の苦悩は、生きていればぶつかることの一つなのだと実感した。問題は、そこからどう前を向くか。その生き方に、当事者の発信する姿に、私が胸打たれ追い続けるのは、それが認知症を越えて、人としてどう生きるか、本質的な問いかけや言葉だからだ。

本文に登場してくださった方々のその後を少し報告したい。

1章で紹介した秋山節子さん、忠さん（仮名）、3章の太郎さん（仮名）、前田英雄さん、手嶋要範さん、越智俊二さん、6章の江上昭一朗さんは旅立たれました。慎んでご冥福をお祈りいたします。

クリスティーン（2章など）はさらに2冊の著書を出版し、17年春には日本でも出版の予定だ。診断から20年をすぎ、こう語っている。「私はまだここにいて、認知症の原因になる百以上の病気が完治する方法が発見されるのを待ちながら、輝き続けていようと思う」。4月の京都国際会議にあわせて来日する。リン（3、4章）からは大きな手術を続けて受ける苦難をへて、「私は元気にやっています。サバイバーです！」のメールが届いた。地元の大学医学部で講演を続け、医学生に助言をする活動も始めるそうだ。世界にインパクトを与えた「DASNI」は、「多くの国のアルツハイマー病協会に本人のための支援グループができるなど、当初の目的を達成し」休止状態だ。「口火を切ったメンバーは、残りの人生はもてるエネルギーを使ってできるだけ楽しく過ごしたいと思っています」という。引き継ぐかのように国際認知症同盟（DAI）が、当事者による当事者のための国際的な支援啓発活動を進めている。

丹野智文さんたちは9月、英国・スコットランドを訪ね、ジェームズや現地の当事者と交流を深め、17年4月の京都会議に向けた準備を始めた。日本の認知症当事者のこうした海外交流は初めて。丹野さんは進化し、深化している。

1章の秋山節子さんは、新聞報道では仮名だったが、本書では本人とご家族の了解をえて実名で記した。認知症の当事者発信というと、「若年」と思われがちだが、03年9月、勇気をもって実名で扉を開いた先駆けの一人が、昭和8年生まれの節子さん（当時70）だったことをぜひ、歴史に残したかった。

たくさんの方々にお世話になってようやくここまできました。

取材に応じてくださった方々、本書に登場してくださったみなさまに、心よりお礼を申し上げます。ありがとうございました。それぞれの方との忘れられぬ出会いの瞬間、言葉を胸に刻んでいます。ともに過ごした時間は私の宝物です。豪州の居酒屋で、みんなで「自慢できること」を話すことになったとき、私が口ごもっていると、クリスティーンが言った。「じゃあ、なぜ、ここに来たの？」。絶妙な問いに、私は病棟での日々と悔いなどを一気に話していた。「なぜ、私はいま、ここにいるのか」。記者として、自分への永遠の問いである。

新聞記者の大先輩、大熊由紀子さん（国際医療福祉大学大学院教授、福祉と医療・現場と政策の「えにし」を結ぶ志の縁結び人）は、数々の取材や出会いのきっかけをつくってくださり、貴重な時間をさいてご助言をいただき続けてきました。海外の取材や調査、確認については、馬籠久美子さんに大変お世話になりました。新聞連載時のデスク、見守ってくれた先輩・同僚に感謝します。西野流呼吸法の創始者、西野皓三先生に出会って、深い呼吸によって心身が甦ることを実感しなければ、この本を書く気力は続きませんでした。編集者の矢坂美紀子さんには最後の最後まで忍耐強く伴走していただきました。ありがとうございました。

「この世は、ご縁をいただきにくるところ」

23年前、泊まり込んだ病棟で見つけた色紙の言葉。いま、この言葉がまったく色合いを変えて胸に甦る。あの病棟からさらに多くの人生と出会うことになったいのちをめぐる旅は、いまも続いている。何か大きな力に導かれていま、ここにいる。

この本が一人でも多くの方の心に届きますように。そして、だれもが生まれてきてよかったと思えるこの世になりますように。読んでくださった方がありのままの「その人」と出会い、つながる。動き出す。新たなご縁が生まれるお役にたてれば、幸せです。

２０１７年1月、たくさんの出会いに感謝して

生井久美子

＊なお、本著の著者の印税は全額、当事者活動にお届けいたします（生井）

主な参考文献

〈認知症本人の著作〉

◆『私は誰になっていくの？　アルツハイマー病者からみた世界』（クリスティーン・ボーデン著、桧垣陽子訳、クリエイツかもがわ、２００３年　18版）

◆『私は私になっていく　認知症とダンスを』（クリスティーン・ブライデン著、馬籠久美子・桧垣陽子訳、クリエイツかもがわ、２００４年初版・12年改訂新版）

◆『私、バリバリの認知症です』（太田正博×菅崎弘之×上村真紀＋藤川幸之助著、クリエイツかもがわ、２００６年）

◆『認知症と明るく生きる「私の方法」　マイウェイ』（太田正博＆太田さんサポーターズ著、小学館、２００７年）

◆『ブログ　認知症一期一会　認知症本人からの発信』（水木理著、認知症の人と家族の会編、クリエイツかもがわ、２００７年）

◆『ぼくが前を向いて歩く理由《わけ》　事件、ピック病を超えて、いまを生きる』（中村成信著、中央法規出版、２０１１年）

◆『認知症になった私が伝えたいこと』（佐藤雅彦著、大月書店、２０１４年）

◆『私の脳で起こったこと　レビー小体型認知症からの復活』（樋口直美著、ブックマン社、２０１５年）

◆『認知症の私からあなたへ　20のメッセージ』（佐藤雅彦著、大月書店、２０１６年）

〈本人以外〉

◆『恍惚の人』（有吉佐和子著、新潮社、1972年／新潮文庫、1982年）
◆『いのちを考える　バイオエシックスのすすめ』（木村利人著、日本評論社、1987年）
◆『自立生活運動と障害文化　当事者からの福祉論』（全国自立生活センター協議会編・発行、現代書館・発売、2001年）
◆『当事者主権』（中西正司、上野千鶴子著、岩波新書、2003年）
◆『痴呆を生きるということ』（小澤勲著、岩波新書、2003年）
◆『アルツハイマー　その生涯とアルツハイマー病発見の軌跡』（コンラート・マウラー、ウルリケ・マウラー著、新井公人監訳、喜多内・オルブリッヒゆみ、羽田・クノーブラオホ眞澄訳、保健同人社、2004年）
◆『痴呆の人の思い、家族の思い』（呆け老人をかかえる家族の会編、中央法規出版、2004年）
◆「国際アルツハイマー病協会第20回国際会議・京都・2004報告書　高齢化社会における痴呆ケア」（呆け老人をかかえる家族の会編集・発行、2005年）
◆『認知症とは何か』（小澤勲著、岩波新書、2005年）
◆『認知症と診断されたあなたへ』（小澤勲、黒川由紀子編著、医学書院、2006年）
◆『若年期認知症　本人の思いとは何か　松本照道・恭子夫妻の場合』（呆け老人をかかえる家族の会編、クリエイツかもがわ、2005年）
◆『べてるの家の「当事者研究」』（浦河べてるの家著、医学書院、2005年）
◆『「仕舞」としての呆け　認知症の人から学んだことば』（石橋典子著、中央法規出版、2007年）
◆『母よ！殺すな』（横塚晃一著、立岩真也解説、生活書院、2007年復刊）
◆『障害者はどう生きてきたか　戦前・戦後障害者運動史　増補改訂版』（杉本章著、現代書館、2008年）

◆『見えないけれど観えるもの』（藤井克徳著、やどかり出版、2010年）
◆『扉を開く人　クリスティーン・ブライデン　認知症の本人が語るということ』（永田久美子監修、NPO法人認知症当事者の会編著、クリエイツかもがわ、2012年）
◆『認知症を生きる人たちから見た地域包括ケア・京都式認知症ケアを考えるつどいと2012京都文書』（「京都式認知症ケアを考えるつどい」実行委員会編著、クリエイツかもがわ、2012年）
◆『新　患者の権利　医療に心と人権を』（池永満著、九州大学出版会、2013年）
◆『当事者研究の研究』（石原孝二編、医学書院、2013年）
◆『私たち抜きに私たちのことを決めないで　障害者権利条約の軌跡と本質　JDブックレット1』（藤井克徳著、やどかり出版、2014年）
◆「認知症当事者研究への誘い　認知症当事者座談会」（「NHKテキスト社会福祉セミナー」2014年8～11月号）
◆『ボケてたまるか！　62歳記者認知症早期治療実体験ルポ』（山本朋史著、朝日新聞出版、2014年）
◆『障害者殺しの思想　増補新装版』（横田弘著、立岩真也解説、現代書館、2015年）
◆『認知症の人たちの小さくて大きなひと言　私の声が見えますか？』（永田久美子監修、harunosora、2015年）
◆「白雪姫の毒リンゴ、知らぬが仏の毒みかん」（高木俊介、批評社、雑誌「精神医療」80号、2015年10月）
◆「認知症、五つの誤解を生み出した歴史　ジャーナリストの立場から」（大熊由紀子、医学書院、雑誌「精神医学」57巻12号、2015年12月）
◆『誇り・味方・居場所　私の社会保障論』（大熊由紀子著、ライフサポート社、2016年）
◆『専門医が教える　認知症』（朝田隆著、幻冬舎、2016年）

◆『認知症　医療の限界、ケアの可能性』（上野秀樹著、メディカ出版、２０１６年）
◆『認知症の語り　本人と家族による２００のエピソード』（ＮＰＯ法人　健康と病いの語りディペックス・ジャパン編、日本看護協会出版会、２０１６年）
◆『認知症がとまった⁉　ボケてたまるか実体験ルポ』（山本朋史著、朝日新聞出版、２０１６年）
◆『パンセ』（パスカル著、前田陽一・由木康訳、中公クラシックス）
◆ＤＶＤ『認知症ケア』（ＮＨＫ厚生文化事業団福祉ビデオシリーズ、長谷川和夫監修、２０１２年）
◆ＤＶＤブック『認知症の人とともに』（クリスティーン・ブライデン、佐野光孝、中村成信、佐藤雅彦ほか出演、永田久美子監修・沖田裕子編著、クリエイツかもがわ、２０１６年）
（以下自著など）
◆『私の乳房を取らないで　患者が変える乳ガン治療』（生井久美子著、三省堂、１９９３年）
◆『付き添って　ルポ老人介護の24時間』（生井久美子著、朝日新聞出版、１９９６年／朝日文庫、２０００年）
◆『人間らしい死をもとめて　ホスピス・「安楽死」・在宅死』（生井久美子著、岩波書店、１９９９年）
◆『介護の現場で何が起きているのか』（生井久美子著、朝日新聞出版、２０００年）
◆『ゆびさきの宇宙　福島智・盲ろうを生きて』（生井久美子著、岩波書店、２００９年／岩波現代文庫、２０１５年）
◆『新聞記者の仕事』（坂本龍彦、生井久美子著、岩波ジュニア新書、１９９７年）
◆『私の体のまま抱いて』（ニッポン人脈記班編、朝日文庫、２００８年）２章「ありのまま生きて」
◆『プロメテウスの罠7』（朝日新聞特別報道部著、学研プラス、２０１４年）40章「残ったホーム」

生井久美子（いくい・くみこ）
京都市生まれ。朝日新聞記者。上智大学文学部心理学科卒。1981年、朝日新聞社入社。仙台支局、政治部をへて学芸部、生活部などで医療、介護、福祉の現場を取材。編集委員、記事審査室の後、報道局夕刊企画班。著書に『私の乳房を取らないで　患者が変える乳ガン治療』『付き添って　ルポ老人介護の24時間』『人間らしい死をもとめて　ホスピス・「安楽死」・在宅死』『介護の現場で何が起きているのか』『ゆびさきの宇宙　福島智・盲ろうを生きて』。共著に『死刑執行』『新聞記者の仕事』『私の体のまま抱いて』『プロメテウスの罠７』など。

朝日選書 955

ルポ　希望の人びと

ここまできた認知症の当事者発信

2017年２月25日　第１刷発行

著者　生井久美子

発行者　友澤和子

発行所　朝日新聞出版
〒104-8011　東京都中央区築地5-3-2
電話　03-5541-8832（編集）
03-5540-7793（販売）

印刷所　大日本印刷株式会社

Published in Japan by Asahi Shimbun Publications Inc.
ISBN978-4-02-263055-1
定価はカバーに表示してあります。

初出

・「私はアルツハイマーです　語りはじめた人たち　上」「同・下」（2004年８月１日、３日、朝日新聞生活面連載——以下東京本社版による）
・「クリスティーンの日々　アルツハイマー国際会議を前に　上」「同・下」（04年10月10日、11日、朝日新聞生活面連載）
・「痴呆症『偏見なくして』／国際会議で患者訴え」「73歳男性『脳は衰えても自分らしく生きたい」（04年10月17日２面　時時刻刻）
・「ことばの旅人　人生は恐れを知らぬ冒険か無か」（05年１月８日　be１面）
・「認知症　トリオで講座『話すことならまだできる』」（05年11月18日生活面）

１～５章は、これをもとに再取材、大幅加筆し再構成し書き下ろした。
「はじめに」、６章～「おわりに」まではすべて書き下ろし。

【年表】　認知症に関連した主な社会改革・できごと

（2017年１月末現在）

1970年

・高齢化率７％。日本が「高齢化社会」に。

・「青い芝の会」神奈川県連、障害児殺し事件に厳正裁判要求の意見書提出。（11章）

——大阪で万国博覧会

1971年

・国連知的障害者権利宣言。

1972年

・『恍惚の人』（有吉佐和子著）ベストセラーに（73年映画化）。

・アメリカのバークレー自立生活センター設立。

——連合赤軍・浅間山荘事件、沖縄返還、日中国交正常化

1973年

・70歳以上の老人医療費無料化など、田中角栄内閣が「福祉元年」宣言。老齢・障害福祉年金の併給認める。知的障害者の療育手帳制度創設。

——国民生活世論調査で９割が「中流」に。第１次オイルショック

1975年

・国連障害者権利宣言。障害分野に関する初の国際規範、障害者権利条約のルーツ。

——国連女性の10年始まる。第１回先進国サミット

1980年

・「呆け老人をかかえる家族の会」が京都市で発足。

・国際障害者年日本推進協議会（現「日本障害者協議会・JD」）が発足。現在61団体参加。

——政府が「国連女性差別撤廃条約」に署名

1981年

——国際障害者年

1983年

・「高齢化社会をよくする女性の会」（現「高齢社会をよくする女性の会」）発足。「介護」という言葉が広辞苑に初めて載る（第三版から）。

1984年

・「浦河べてるの家」設立。(11章)

・宇都宮病院事件（３月発覚)。精神科病院の職員による人権侵害。入院患者２人死亡。精神障害者の権利運動が強まる。入院から社会復帰・地域へ。

1985年

——男女雇用機会均等法成立、国連女性差別撤廃条約批准

1986年

・障害基礎年金制度始まる。

・DPI（障害者インターナショナル）世界会議発足、日本初の自立生活センター「ヒューマンケア協会」東京都八王子市で設立。

1989年

・厚生省「高齢者保健福祉推進10カ年計画」(ゴールドプラン）発表。

——昭和天皇逝去、消費税スタート、中国天安門事件、ベルリンの壁崩壊

1990年

・インフォームド・コンセント元年。

・ADA（障害をもつアメリカ人法）成立。

——バブル経済の崩壊

1991年

・「全国自立生活センター協議会」(JIL）発足。

1993年

・心身障害者対策基本法（70年施行）を改正、障害者基本法に。対象に(身体障害者や知的障害者に加え）精神障害者が新たに加わる。

1994年

・高齢化率14％。日本が「高齢社会」に。

(朝日新聞連載「付き添って　ルポ老人介護の24時間」始まる。初の介護をテーマとした長期連載)

・レーガン元大統領がアルツハイマー病と公表。

・10月、全国知的障害者交流集会が大阪で開かれる（現「ピープルファーストジャパン全国大会」)。ピープルファーストとは「障害者である前に人間だ」の意。

・94年ごろから、看護師の石橋典子さんが、島根県出雲市のデイケア施

設「小山のおうち」のお年寄りたちと手記を書いたり、公の場に出て本人たちの気持ちを発表したりしたが、なかなか認められなかった。

——政府が国連子どもの権利条約批准

1995年

・精神障害者保健福祉手帳制度が始まる。
・豪州のクリスティーン・ボーデンさんが46歳でアルツハイマー病と診断される。（２章）
・知的障害のある当事者による「ピープルファーストはなし合おう会」（東京）結成。
・政府が障害者プラン「ノーマライゼーション７カ年戦略」（96〜02年度）策定。初めて数値目標入る。高齢者「新ゴールドプラン」、子育て支援「エンゼルプラン」の３本がそろう。
——阪神淡路大震災、地下鉄サリン事件

1996年

——優生保護法を母体保護法に改定

1997年

——消費税５％に

1998年

・「特養ホームを良くする市民の会」発足。福岡県内10病院「抑制廃止福岡宣言」。

1999年

・治療薬「アリセプト」承認。
・クリスティーンがポールと再婚。クリスティーン・ブライデンに。（２章）
・政府が「精神薄弱」の名称を「知的障害」に変更。

2000年

・介護保険制度、成年後見制度スタート。身体拘束原則禁止に。

2001年

・10月、クリスティーンが第17回国際アルツハイマー病協会国際会議（ニュージーランド・クライストチャーチ）で、認知症の本人として初めて講演。会場にいた石橋典子さんがクリスティーンに出会う。帰国後、「認知症本人」と知り、翻訳出版に向け動く。（２章）
・「国際認知症権利擁護・支援ネットワーク」（DASNI）発足。（2、3、

4章）
・「浦河べてるの家」で、「当事者研究」を始める。（11章）
・「盲ろう者」の福島智さんが東大先端科学技術研究センター助教授に。東大先端研は21世紀の先端研のあり方を検討。20世紀は広大な宇宙へ、外へと向かうのが最先端だった。21世紀は人間の内部へ、より複雑なものの中に分け入ってゆくのが「先端」との方針で極限状態に生きる素晴らしい人材として選ばれる。（おわりに）
――9.11米国同時多発テロ

2002年
・政府の新障害者基本計画（03年〜12年の10年）で、「入院中心から地域へ」を打ち出し、前半５年の「新障害者プラン」で精神障害者については、少なくとも7.2万人を社会的入院と認め、10年間で解消する計画を決める。目標値設定は初めて。（９章）
・社会福祉法人「浦河べてるの家」設立。佐々木実さんが当事者として初の理事長に。（11章）
・「精神分裂病」の名称が「統合失調症」に。

2003年
・９月、秋山節子さんが、実名でアルツハイマーだと病名を明かして、「呆け老人をかかえる家族の会」茨城県支部など主催の集いで話す（つくば国際会議場大ホール）。本人発信の先がけ。（１章）
・10月、クリスティーンが「国際アルツハイマー病協会」（本部・ロンドン）の理事になる（本人初）。著書『私は誰になっていくの？』が日本で翻訳出版。（２章）
・10月、クリスティーンが、初来日。岡山、松江で講演。NHK「クローズアップ現代」などで報道される。

2004年
・１月、北海道北竜町の一関開治・町長が認知症を公表し辞任。講演や著作を発表。
・９月、厚生労働省「精神保健医療福祉の改革ビジョン」で10年後の約７万人（社会的入院者）の解消と、「10年間で約７万床相当の病床数の減少」を目標に示す。
・９月、認知症の初期や若年の人たちが自主的に運営するデイサービス「もの忘れカフェ」が滋賀県守山市でスタート。藤本クリニック（藤本

直規院長）がもの忘れや認知症について本人たちが気軽に話せるように「カフェ」と名づけ、４つめのデイサービスとして開設。看護師の奥村典子さんたちの取り組みが注目される。

・10月、第20回国際アルツハイマー病協会国際会議（同協会と「呆け老人をかかえる家族の会」共催）が京都市で開かれる。クリスティーン講演「私たち抜きには何も始まらない」。記者会見も。リン・ジャクソンさん（カナダ）、スコットランドからも当事者参加。日本の当事者トップバッターは茨城の男性（73）、匿名で講演。越智俊二さんが初めて実名、撮影OKで講演。（３章）その２日後の10月19日、松本照道さんが、妻の恭子さんと広島で講演活動を開始。

・クリスティーンの２冊目の著書『私は私になっていく』が日本で翻訳出版。

・12月、厚労省が「痴呆」の名称を「認知症」に変えると発表。地方自治体やメディア、学会に協力を要請。法律用語は05年６月、介護保険法改正案成立で改正。

・認知症介護研究・研修センターにより、認知症の本人の声に基づくよりよいケア実践のための「センター方式」の開発・普及。（７章）

・「日本障害フォーラム」（JDF）発足。障害当事者団体の初の大同団結（発足時11団体、05年13団体に）。

2005年

・厚労省が05年を「認知症を知る１年」と定め、「認知症の人本人ネットワーク」の発足支援もキャンペーンに掲げ、「認知症を知り地域をつくる10カ年構想」を打ち出す。「認知症サポーター」の養成開始。

・２月、石川県かほく市の認知症グループホームで、夜勤職員が入居者（84）を殺害。ケア現場に衝撃。介護現場の労働環境や人材育成、低賃金など構造的な問題の指摘も。

・４月、太田正博さんが医師、作業療法士と「トリオ講演」を始める。2010年まで70回以上。（５章）

・６月、「呆け老人をかかえる家族の会」が結成25年を迎え、活動方針で「本人の思い」を社会に届けることを初めて打ち出し、名称変更の検討を開始。会報に「本人からのメッセージを伝えるページ」を創設、連載「私の心を受けとめて」を始める。

・11月、ブログ「認知症一期一会」を水木《みずき》理《おさむ》さんが始める（12年６月ま

で)。
・ピープルファーストジャパン会長の小田島栄一さんが、知的障害当事者として初めて国会で意見を述べる（障害者自立支援法案に反対して)。

2006年

・４月、障害者自立支援法施行。
・６月、「呆け老人をかかえる家族の会」が「認知症の人と家族の会」に名称を変える。
・６月、「精神病院」の用語を、「精神科病院」に変える法が成立（収容施設というイメージ払拭のため)。議員立法。
・８月、国連「障害者権利条約」案が特別委員会で合意。日本から13団体でつくる「日本障害フォーラム」(JDF）の46人が傍聴、見守る。(７章)
・10月、京都市で、初の認知症の「本人会議」(「本人ネットワーク」支援委員会、認知症の人と家族の会、認知症介護研究・研修東京センターなど主催)。７人（加藤芙貴子、吉田多美子、中田新吾さんたち）が集い、クリスティーンも来日（３度目）して参加。「本人会議アピール17の呼びかけ」を発表する。(７章)

2007年

・２月、佐藤雅彦さんが永田久美子さんに「僕といっしょに、認知症になっても暮らしやすい世の中をつくりませんか」と都内のシンポジウムの会場出口で伝える。(７章)
・２月、広島で若年期認知症サミットが開かれ、「アピール」を発表。
・大分の市役所職員だった足立昭一さんが、講演活動を開始。
・６月、中村成信さんが、地元神奈川県茅ケ崎市での勉強会で体験を語る。(６章など)
・９月、クリスティーン来日。札幌で講演。川窪裕さん、後藤静二さんたちが「楽団FUKU」を結成、ヨミウリオンラインで「演奏会のほか、経緯や日常のようす、当事者ならではの思いを語る」と紹介される。クリスティーンの講演会での「カミングアウト」を機に、元脳神経外科医で東大医学部元教授（国際地域保健学）の若井晋さんがその後、寄稿や講演活動を始める。
・10月、静岡県富士宮市の認知症施策担当者の稲垣康次さんが、認知症介護研究・研修東京センターの全国合同セミナーで、佐藤雅彦さんの

話をきき、地元の当事者佐野光孝さんとの出会いにつながる。以後、富士宮市が大きく変わるきっかけになる。（６、７章）

2008年

・３月、「お福の会」発足。認知症について、本人、家族、医療、ケア、行政、メディアなどさまざまな人たちが立場を超えて語り合う場（原則居酒屋）。世話人は小阪憲司（医師）、高見国生（認知症の人と家族の会）、町永俊雄（NHK キャスター）、和田行男（ケア職）、木之下徹（医師）、永田久美子（研究者）さんたち。

――リーマンショック

2009年

・本人が発信だけでなく、厚労省との意見交換にも参加を始める。
・５月、足立昭一さん、佐藤雅彦さん、中村成信さんほか数人が、厚労省で開かれた「若年性認知症対策　意見交換会」に参加。
・８月、衆院選で民主党が圧勝、政権交代。９月鳩山由紀夫内閣発足。長妻昭厚労相が障害者自立支援法廃止を明言。

2010年

・１月、障害者自立支援法違憲訴訟で、原告・弁護団と厚労省が和解に向けて「基本合意文書」を締結、「障がい者制度改革推進会議」が発足。26人の構成員中、障害当事者（家族含む）が14人と、過半数は日本で初。（11章）
・11月、藤田和子さんが鳥取で「若年性認知症問題にとりくむ会・クローバー」を立ち上げる。（７章）
・12月、「認知症本人の意見募集」記者会見。佐藤雅彦さん、佐野光孝さん・明美さん、永田久美子さん。事務局・沖田裕子さん。

2011年

・２月、京都府の山田啓二知事が「京都式地域包括ケア」構想を打ち出すと宣言。６月、京都地域包括ケア推進機構を医師会館内に設置。（10章）

――東日本大震災・福島原発事故

2012年

・高齢化率21％。日本が「超高齢社会」に。
・２月、第１回「京都式認知症ケアを考えるつどい」で京都文書採択。「認知症の疾病観を変えることから始める」。（10章）

・３月、当事者活動を推進するNPO法人「認知症当事者の会」が発足。
・ネット上に「３つの会@Web」が発足し、代表は佐藤雅彦さん。事務局・水田佳子さん。（７章）
・６月、厚労省が「今後の認知症施策の方向性について」（同省認知症施策検討プロジェクトチーム）発表。「初期集中支援チーム」など提案。「認知症患者」を「認知症の人」とする。表現にも変化が。９月、厚労省が発表した「認知症施策推進５カ年計画」（オレンジプラン）に生かされる。（９章）
・９月、「認知症当事者研究勉強会」スタート。呼びかけ人９人（佐藤雅彦、中村成信、佐野光孝・明美、川村雄次、木之下徹、永田久美子、稲垣康次、事務局水谷佳子さん）。（７章）
・10月、クリスティーン５度目の来日。「認知症の人に学び、ともに歩む in 東京」。（６章）
・同会で「オトコ３人仲間」（佐藤雅彦、中村成信、佐野光孝さん）当事者だけで初の座談。大牟田「ぼやき・つぶやき・元気になる会」の本人３人（荒平覚、江上昭一朗、成清和子さん）も大谷るみ子さんの司会でトーク。（６章）
・12月、衆院選で自民大勝、自公連立で３年ぶりに政権奪還。

2013年

・１月、「認知症国家戦略に関する国際政策シンポジウム」。東京に世界６カ国（英国、フランス、オーストラリア、デンマーク、オランダ、日本）の認知症政策の責任者が集う。英国では政策評価を認知症の本人がするなど先駆的な内容紹介。（９、10章）
・２月、第２回「京都式認知症ケアを考えるつどい」で「認知症本人の声を政策評価の指標」にすることが決まり、「５年後の12の成果指標」を拍手で採択。（10章）
・６月、認知症800万人時代（認知症高齢者462万人、予備群軽度認知障害（MCI）400万人）。６月１日朝日新聞朝刊１面トップ「認知症高齢者462万人／厚労省研究班推計／予備群も400万人」（12年時点の推計。65歳以上の推計15％。研究班代表・朝田隆・筑波大教授）。
・６月、障害者差別解消法成立（施行2016年）。
・９月、京都式オレンジプランに「10のアイメッセージ」が入る。（10章）

2014年

・１月、政府が国連「障害者権利条約」批准。世界で141番目（欧州連合を含む)。２月発効。

・１月、「国際認知症同盟」(DAI Dementia Alliance International) 発足。(おわりに)

・５月、座談会（NHK 社会福祉セミナーテキスト)。当事者佐藤雅彦さん、中村成信さん、藤田和子さん、奥澤慎一さんがじっくり話し合う。藤田さん「空白の期間解消」を問題提起。(７章)

・６月、「病棟転換型居住系施設について考える会」主催、障害者団体などの呼びかけで「STOP！ 精神科病棟転換型居住系施設!!」。日比谷野外音楽堂に3200人が集まる。(９章)

・７月、第６回認知症当事者研究勉強会で藤田和子さんが当事者初のプレゼンテーション。全国から当事者が過去最高の15人参加。当事者の連絡網ができ、実質「日本認知症ワーキンググループ」(JDWG) 準備会に。(７章)

・９月、スコットランド WG をとりあげた NHK・ETV 特集90分番組を見た当事者たちが「日本にも、ワーキンググループを創ろう！」と。(７章)

・10月、「日本認知症ワーキンググループ」(JDWG) 発足。共同代表に、佐藤雅彦、中村成信、藤田和子さん。メンバー11人で始動。23日厚労省で記者会見。塩崎恭久厚労相と面会。(７章)

・11月、「認知症サミット日本後継イベント」(東京・六本木) で藤田和子さんたちが講演。丹野智文さんがレセプションでスピーチ。軽度認知障害（MCI）の山本朋史さん（週刊朝日編集委員）も講演。(７章)

――消費税８％に

2015年

・日本の高齢化率、26.7％。

・１月、藤田和子さん、丹野智文さんが首相官邸で安倍首相と面談。政府が「認知症施策推進総合戦略（新オレンジプラン)」発表。(９章)本人の意思尊重を柱にする。政府が「2025年に65歳以上の認知症の人が約700万人」と推計を発表。

・２月、第３回「京都式認知症ケアを考えるつどい」で本人評価「10のアイメッセージ」の中間評価を発表。(10章)

・厚労省の認知症関係の研究班「認知症の人の視点を重視した生活実態調査と施策への反映方法に関する研究」（粟田主一代表）などに、当事者委員として藤田和子さん、佐藤雅彦さんたちが参加する。
・4月、第32回国際アルツハイマー病協会国際会議（2017年4月、京都市で開催予定）の組織委員に、認知症の本人委員として、京都市の杉野文篤さんが決まる。日本では初めて。同会議は国際アルツハイマー病協会と「認知症の人と家族の会」共催。
・5月、丹野智文さんたちが仙台市で、認知症の本人のためのもの忘れ総合相談窓口「おれんじドア」をスタート。（8章）
・11月、佐藤雅彦さん、樋口直美さんが「日本医学ジャーナリスト協会賞」優秀賞受賞。（7、9章）
・11月、ジェームズ・マキロップさん（スコットランド認知症 WG 初代議長）来日。東京、大阪でフォーラム開催。藤田和子さん、丹野智文さんも講演。（8、9章）

2016年

・日本の高齢化率27.3％（男性24.3％、女性30.1％。初めて3割超える）。
・3月、仙台市で、丹野智文さんたち認知症本人の声を生かした「認知症ケアパス」をつくる。当事者ならではの視点が生かされる。（8章）
・3月、JR 東海訴訟最高裁判決。「家族に賠償責任はない」。
JDWG が、認知症当事者として初めて判決へのコメントを発表。（11章）
・3月、JDWG、「若年性認知症問題にとりくむ会・クローバー」などが鳥取県と共催でシンポジウム「当事者視点が創る新たな社会～認知症の本人からの提言」を開催。「外出すること」をテーマに話し合う。前日は全国から当事者18人が集まって体験や工夫を話し合い、結果を公表。（11章）
・4月、「宮城の認知症ケアを考える会」が、「ケア」を削除し「宮城の認知症をともに考える会」に改称。本人はケアの対象でなく「主人公に」。（8章）
・4月、樋口直美さんが都内のシンポジウムで「精神科医の研修として、精神科病棟の体験入院を」と提案、反響を呼ぶ。（9章）
・JDWG メンバーが、厚労省の「認知症カフェの実態に関する調査研究事業」に当事者委員として参加。

・７月26日、神奈川県相模原市の障害者施設「津久井やまゆり園」で、殺傷事件。元職員が19人を殺害、27人が重軽傷をおう。
・９月、京都で17年４月に開催予定の第32回国際アルツハイマー病協会国際会議プレイベント。10月には東京でも開催。
・９月、丹野智文さんたちが、英国・スコットランドのWGと交流のため同国訪問。11月、「認知症とともに、よく生きる旅へ　丹野智文さんと行った渡英報告会」を仙台で開く。
・12月、JDWGメンバーが30人を超え、ともに活動に取り組むパートナーも約50人に。

2017年

・４月26〜29日、第32回国際アルツハイマー病協会国際会議が京都市で開催予定。杉野文篤さんが認知症本人として初の組織委員に。
・JDWGがクリスティーンや各国当事者と協力して、当事者発の取り組みを企画中。